목욕 다이어트

OFURO DE YASERU HON
copyright ⓒ Sukkiri Kirei Kenkyukai 2011
All Rights Reserved.

Original Japanese edition published by DAIWASHOBO

Korean translation rights arranged with DAIWASHOBO
through Timo Associates Inc., Japan and PLS Agency, Korea
Korean edition published in 2016 by FANDOMBOOKS

이 책의 한국어판 저작권은 PLS와 Timo Associates를 통한 저작권자와의 독점 계약으로 팬덤북스에 있습니다.
신저작권법에 의하여 한국어판의 저작권 보호를 받는 서적이므로 무단 전재와 복제를 금합니다.

하 루 1 0 분 요 요 없 이 날 씬 해 지 는 습 관

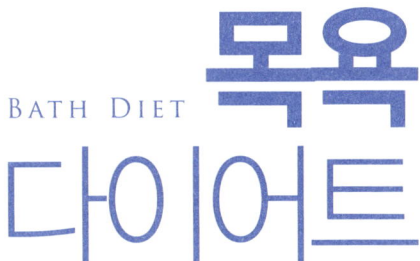

Bath Diet 목욕
다이어트

스키리키레이 연구회 지음·김진희 옮김
여자의 아름다움은 '화장대'가 아닌 '욕실'에서 시작된다

팬덤북스

들어가기 전에

여러 가지 다이어트를 시도해 봤지만 오래 지속하지 못하고, 식사량을 줄여도 생각처럼 살은 빠지지 않는다…….

《목욕 다이어트》는 살은 빼고 싶지만 지속하기 힘든 고통스러운 다이어트는 싫은 사람들을 위한 책이다. 책에는 편안한 마음으로 살을 빼고 싶은 사람들을 위한 목욕 다이어트 비법이 담겨 있다. 어떻게 하면 목욕으로 즐겁고 건강하게 살을 뺄 수 있는지 책을 통해 살펴보자.

목욕 다이어트는 생활의 일부인 목욕 시간에 할 수 있어 시작이 쉽고, 오래 지속할 수 있다는 것이 특징이며 효과 또한 뛰어나다. 힘든 운동과 식사 제한만이 다이어트의 전부가 아니다. 그럼 지금부터 욕조에 몸을 담그고 편안한 마음으로 다이어트를 시작해 보자!

스키리키레이 연구회

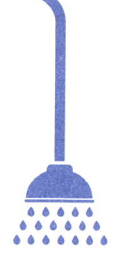

목욕 다이어트
레시피

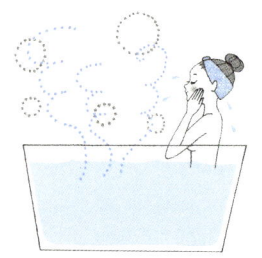

날씬해지는 목욕법

책에는 다이어트에 효과적인
7가지 목욕법이 나와 있다.

- 지금 당장 살을 빼고 싶은 사람을 위한 '고온 반복욕' → 38페이지
- 기초 대사량을 높이고 싶은 사람을 위한 '중온 반복욕' → 42페이지
- 스트레스성 식욕을 억제하고 싶은 사람을 위한 '저온 반신욕' → 45페이지
- 땀을 빼고 싶은 사람을 위한 '사우나 반신욕' → 48페이지
- 냉증이 있는 사람을 위한 '고온 반신욕·냉수 샤워욕' → 51페이지
- 다리의 부기를 빼고 싶은 사람을 위한 '각욕' → 55페이지
- 욕조에 몸을 담글 시간이 없는 사람을 위한 '온·냉 샤워욕' → 59페이지

부위별, 목적별 목욕 운동법

목욕 중에는 운동 효과가 상승한다. 책에는 목적별, 부위별 11가지 운동법이 나와 있다.

- 칼로리 소비 → 66페이지
- 부기 해소 → 68페이지
- 허리를 날씬하게 → 70페이지
- 목을 가늘게 → 72페이지
- 아름다운 가슴 만들기 → 74페이지
- 뒤태를 아름답게 → 76페이지
- 팔뚝을 가늘고 날씬하게 → 78페이지
- 탄력 있는 엉덩이 만들기 → 80페이지
- 다리를 가늘게 → 82페이지
- 발목을 가늘게 → 84페이지
- 발바닥 자극하기 → 86페이지

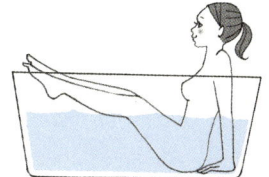

목욕 중 셀프 에스테틱

목욕 중 마사지로 작은 얼굴과 아름다운 피부를 얻을 수 있다. 책에는 손쉽게 따라 할 수 있는 4가지 셀프 에스테틱 방법이 소개되어 있다.

- 림프 마사지 → 95페이지
- 두피 마사지 → 103페이지
- 얼굴 경락 마사지 → 106페이지
- 샤워 마사지 → 109페이지

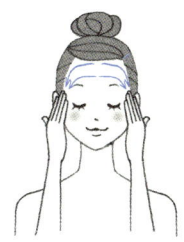

들어가기 전에 • 5

목욕 다이어트 레시피 • 6

PART 1. 목욕으로 매일 날씬해지자

목욕을 하면 정말 날씬해질까? • 14

디톡스로 살찌지 않는 체질로 바꾸자 • 18

목욕 운동법으로 예쁘게 날씬해지자 • 21

실패 없는 목욕 다이어트 • 25

PART 2. 살 빠지는 목욕법 BEST 7

살이 잘 빠지는 목욕 노하우 • 30

목욕의 기본 규칙 • 33

즉각적인 다이어트 효과, 고온 반복욕 • 38

살찌지 않는 체질이 되려면, 중온 반복욕 • 42

안티 스트레스, 저온 반신욕 • 45

독소 배출로 날씬해지는, 사우나 반신욕 • 48

냉증 해소, 고온 반신욕·냉수 샤워욕 • 51

부기 제거로 다리를 날씬하게, 각욕 • 55

샤워로 대사를 활발하게, 온·냉 샤워욕 • 59

PART 3. 몸의 탄력을 위한 목욕 운동법 11

목욕 운동을 시작하자 • 64

운동법 1. 칼로리 소비를 UP! • 66

운동법 2. 부기 빼기 운동 • 68

운동법 3. 볼록 나온 배 없애기 • 70

운동법 4. 목을 가늘게! • 72

운동법 5. 아름다운 가슴 만들기 • 74

운동법 6. 뒤태를 아름답게! • 76

운동법 7. 팔뚝을 가늘고 날씬하게! • 78

운동법 8. 탄력 있는 엉덩이 만들기 • 80

운동법 9. 쭉 뻗은 아름다운 각선미 • 82

운동법 10. 발목을 가늘게! • 84

운동법 11. 발바닥 자극하기 • 86

PART 4. 작은 얼굴을 만드는 목욕 마사지

탄력 있는 작은 얼굴 만들기 • 90

작고 예쁜 얼굴을 만드는 목욕 마사지 • 92

얼굴이 작아지는 림프 마사지 • 95

혈색이 밝아지는 두피 마사지 • 103

얼굴에 생기를 더하는 경락 마사지 • 106

즉시 부기를 빼 주는 샤워 마사지 • 109

PART 5. 기분 좋은 욕실 만들기

쾌적한 욕실 만들기 • 114

마음에 드는 입욕제를 사용하자 • 116

입욕제 만들기 • 118

다이어트를 돕는 향기 • 121

날씬해지는 욕실 인테리어 • 123

음료수를 준비하자 • 125

다이어트에 도움이 되는 음악 • 127

욕실, 나만의 즐거운 공간이 되다 • 129

목욕 용품으로 목욕 시간을 즐겁게 • 131

PART 6. 목욕 후 날씬해지는 습관

목욕 후에 마시기 좋은 음료 • 136

목욕 후에는 마사지 효과가 좋다 • 139

몸이 따뜻할 때 하는 간단 요가 • 142

목욕탕 청소로 운동하기 • 146

목욕 후의 체온 유지 • 148

목욕 후의 식사 • 150

쾌적한 수면으로 체지방 태우기 • 152

맺음말 • 155

목욕 다이어트
BATH DIET

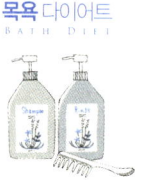

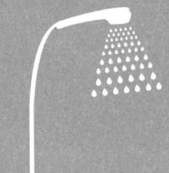

PART 1

목욕으로
매일 날씬해지자

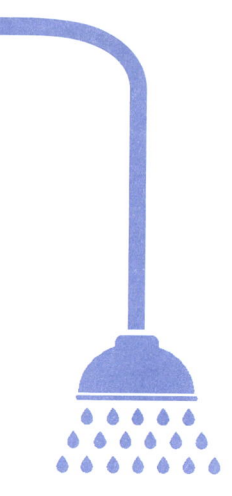

목욕을 하면

정말

날씬해질까?

목욕 한 번으로 밥 한 공기 열량 소비

목욕하는 것만으로 어떻게 다이어트가 될까? 이유는 간단하다. 목욕을 하게 되면 대량의 에너지가 소비된다. 40도의 목욕물에 약 10분간 몸을 담그는 일반적인 방법으로 목욕하면 한 번 할 때마다 약 80~100칼로리의 에너지가 사용된다. 밥 반 공기 분량의 칼로리가 소비되는 것이다.

이때, '고온 반복법'으로 목욕하면 더 높은 다이어트 효과를 얻을 수 있다. 한 번 목욕할 때마다 무려 300~400칼로리를 소비할 수 있다. 이는 약 1시간~1시간 반을 걸어야 소비할 수 있는 열량으로, 1개에 150칼로리인 삼각 김밥 2개 분량에 달한다. 하루에 한 번씩 이 방법으로 목욕한다면 2개월에 3~4킬로그램이 빠진다는 계산이 나온다.

목욕을 하면 체지방이 연소된다

사람이 소비하는 칼로리의 70~80퍼센트는 기초 대사가 차지한다. 기초 대사는 몸을 움직이지 않을 때도 소비하는 에너지를 말한다. 우리 몸은 아무것도 하지 않고 가만히 잠만 잘 때도 호흡하고, 심장이 뛰고, 소화를 시키며 생명을 유지하기 위해 에너지를 쓴다.

기초 대사량이 낮으면 식사로 섭취된 에너지가 모두 소비되지 않고 그대로 체지방에 축적된다. 이것이 이른바 '내장 지방' 및 '군살'의 정체이다. 반대로 기초 대사량이 높으면 불필요한 체지빙이 잘 연소돼 살이 찌지 않는 체질이 된다.

목욕에는 기초 대사량을 높여 주는 효과가 있다. 그 비밀은 바로 체온에 있다. 체온이 1도 올라가면 기초 대사량이 약 12퍼센트 상승한다. 예를 들어, 기초 대사량이 하루 1,400칼로리라면 체온이 1도만 달라져도 에너지 소비량에서는 168칼로리가 차이 난다. 한 달이면 무려 5,040칼로리의 차이이다.

목욕으로 몸을 따뜻하게 해서 체온을 상승시키면 그만큼 기초 대사도 높아져서 살이 쉽게 빠지는 체질이 된다.

목욕은 식욕과 공복감을 줄여 준다

42도 이상의 뜨거운 탕에 몸을 담그면 공복감이 줄고 식욕이 억제되는 효과도 볼 수 있다. 뜨거운 탕에 들어가면 교감 신경이 활성화되어 위장 활동이 억제되기 때문이다. 따라서 다이어트를 할 때는 식사하기 전에 뜨거운 물에 몸을 담그는 것이 좋다. 그러면 저절로 식사량이 줄어서 다이어트의 철칙인 '배가 부르지 않을 만큼만 먹기'를 쉽게 실천할 수 있다.

목욕 다이어트의 효과

에너지 소비량이 늘어난다

목욕 자체만으로도 많은 에너지를 소비하는데, 각각의 목욕법에 따라 걷기 1시간~1시간 반에 상당하는 에너지를 소비한다.

기초 대사량이 올라간다

목욕으로 몸이 따뜻해지면 기초 대사량이 증가한다. 기초 대사량이 증가하면 여분의 지방을 잘 태우는 체질이 된다.

식욕과 공복감을 줄여 준다

42도 이상의 뜨거운 물에 몸을 담그면 위장 활동이 줄어들어 식욕이 억제된다. 다이어트를 위해서는 식전에 목욕하는 것이 좋다.

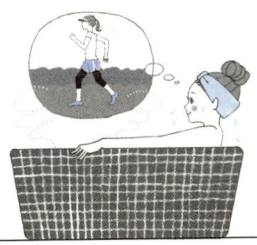

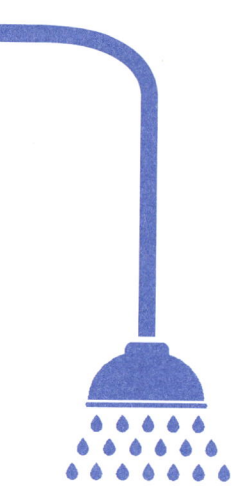

디톡스로
살찌지 않는 체질로
바꾸자

목욕 중 디톡스로 체지방 연소하기

식사량과 운동량에는 달라진 것이 없는데 어쩐 일인지 몸무게가 늘었던 경험이 있지 않은가? 그렇다면 체내에 쌓인 노폐물이 원인일지도 모른다.

본래 체내의 노폐물은 혈액과 림프액을 통해 간과 신장 등의 배설 기관으로 옮겨져 땀과 소변의 형태로 재빠르게 배출된다. 하지만 냉증 및 운동 부족, 노화 등의 다양한 이유로 배설 기능이 둔화되면 체내에 노폐물이 쌓여서 세포 활동에 지장을 주게 된다.

에너지를 소비하는 측면에서도 마찬가지다. 세포 기능이 둔화되면 기초 대사량도 저하된다. 그 결과 에너지는 남게 되고 남은 에너지는 지방으로 비축된다.

다이어트에 성공하려면 체내에 노폐물이 쌓이지 않게 하는 것이 중요하다. 그러려면 배설 기능을 원활하게 하여 체내에 노폐물이 쌓이지 않도록 하는 '디톡스' 과정이 꼭 필요하다.

목욕으로 체내의 흐름을 원활하게

따뜻한 물에 몸을 담가서 피부가 따뜻해지면 혈관과 림프관이 확장되어 정체됐던 혈액과 림프액의 흐름이 좋아진다.

또 욕조에 몸을 담그면 물의 무게로 인해 전신에 압력이 가해진다. 그러면 혈관도 압력을 받아서 혈액 순환이 한결 좋아진다. 수압으로 인해 몸을 물에 담그는 것만으로도 마사지를 받는 듯한 효과를 얻을 수 있다.

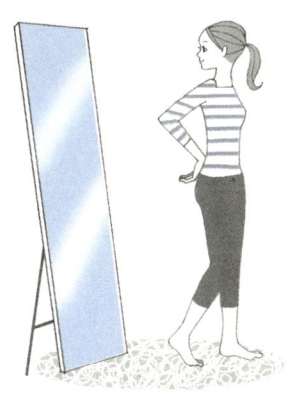

혈액 순환이 좋아지면 신장으로 흘러드는 혈액량이 증가하기 때문에 배뇨량도 자연히 증가한다. 배뇨량의 증가는 노폐물이 계속해서 배출됨을 의미한다. 그러면 대사를 악화시키던 노폐물이 산뜻하게 배출되어 살찌지 않는 체질이 된다.

목욕으로 부기 해소하기

　목욕으로 혈액 순환이 좋아지면 다리와 얼굴에 정체되어 있던 림프액의 흐름이 원활해져서 부기도 쉽게 해소된다.
　신경 쓰이는 부위에 따라 목욕법을 다르게 해 집중적으로 관리할 수도 있다. 일반적인 방법으로 목욕해도 체온 상승 효과와 수압 작용으로 부기는 해소되지만, 다리가 심하게 부었을 때는 '각욕'을 하고, 얼굴 부기를 즉시 빼고 싶을 때는 샤워기의 수압을 이용하는 '얼굴 마사지'가 효과적이다.

목욕으로 스트레스 해소하기

　목욕 다이어트에는 심리적 디톡스 효과도 있다. 살이 찌는 배경에는 업무 스트레스로 인해 자신도 모르게 과식을 하거나, 분풀이로 폭식하는 등의 심리적 문제가 종종 숨어 있다.
　목욕에는 이러한 정신적 스트레스를 산뜻하게 해소해 주는 효과가 있다. 특히 38도 정도의 다소 낮은 온도로 목욕을 하면 몸이 이완돼 편안해진다. 탕에 몸을 담갔을 때 몸이 붕 뜨는 듯한 느낌은 초조한 기분을 진정시켜 준다. 목욕은 체내의 노폐물을 배출할 뿐만 아니라 다이어트의 적인 스트레스를 해소하는 데도 큰 도움이 된다.

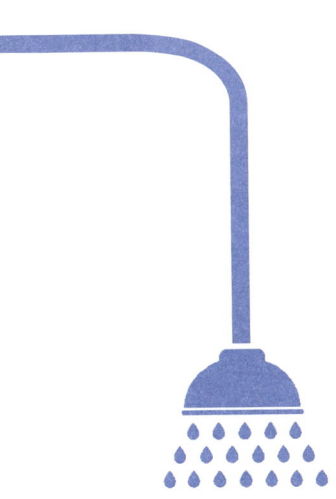

목욕 운동법으로

예쁘게

날씬해지자

목욕 중에는 운동 효과가 더 좋다

앞서 설명한 바와 같이 목욕만으로도 다이어트 효과를 기대할 수 있다. 하지만 이왕 다이어트를 한다면 단순 체중 감량만이 아니라 처진 살도 탱탱하게 만들어서 이상적인 몸매를 갖고 싶을 것이다. 목욕 운동법은 목욕 중에 할 수 있는 운동으로 예쁜 몸매를 만드는 데 효과적이다.

물속에서 운동하면 지상에서 할 때보다 체형 교정 효과가 뛰어나다. 시험 삼아 물속에서 팔을 위아래로 한번 움직여 보라. 물 밖에서 동작을 할 때보다 팔이 훨씬 무겁게 느껴질 것이다. 이유는 물의 저항 때문이다. 이 저항을 이용해서 근육을 자극하면 덤벨 운동을 할 때와 마찬가지로 근육에 적당한 부담이 가서 몸이 탄탄해지는 효과를 볼 수 있다.

누구나 쉽게 따라 하는 목욕 운동법

운동을 싫어하는 사람이라면 '덤벨 운동'이란 단어만 보고 순간적으로 기가 꺾였을 수도 있다. 하지만 걱정하지 마라. 욕조에서는 부력 덕분에 편하게 몸을 움직일 수 있다.

탕에 목까지 몸을 담그면 부력의 작용으로 체중은 10분의 1 정도로 줄어든다. 명치까지 몸을 담그는 반신욕이라면 좀 더 무게감이 있겠지만, 몸을 지탱하는 관절 및 근육이 느끼는 부담은 상당히 줄어든다. 또한 목욕으로 몸이 따뜻해지면 관절과 근육이 유연해져서 동작도 부드러워진다.

그만큼 지상에서는 어려운 동작도 수중에서는 쉬워진다. 완력에 자신 없는 사람도 수중에서는 앉은 상태에서 양팔의 힘만으로 몸을 들어 올리는 동작을 놀랄 만큼 쉽게 해낼 수 있다.

(PART 3에는 탄력을 만들어 주는 부위별 운동법이 나와 있으니 원하는 부위부터 가벼운 마음으로 시작해 보기 바란다.)

림프 마사지로 작은 얼굴 만들기

목욕 중에 할 수 있는 아름다워지는 습관으로는 '림프 마사지'(자세한 내용은 PART 4에 나와 있다)가 있다. 목욕으로 혈액 순환이 좋아진 상태에서 림프 마사지를 해 주면 얼굴에 정체된 수분과 노폐물 배출이 원활해진다. 부기가 말끔하게 해소돼 얼굴이 훨씬 작아 보일 뿐만 아니라 얼굴 부기와의 인연을 끊게 된다. 목욕 효과를 최대한으로 활용해 자신을 가꾸어 보자.

목욕 운동법의 효과

수압이 덤벨 역할을 한다

수압이 덤벨 역할을 해서 도구를 사용하지 않고도 근육을 효과적으로 자극할 수 있다. 탄력을 키우고 싶은 부위의 근육을 단련해서 부분적으로 살을 뺄 수도 있다.

몸이 이완되어 부드러워진다

목욕으로 몸이 따뜻해지면 관절 및 근육이 유연해져 동작이 부드러워지기 때문에 몸에 부담을 주지 않고 운동할 수 있다.

부력이 있어서 편하다

부력으로 몸이 가볍게 느껴지기 때문에 지상에서는 하기 어려운 동작도 욕조 안에서는 편하게 할 수 있다. 평소 운동을 잘 못하는 사람도 쉽게 할 수 있다.

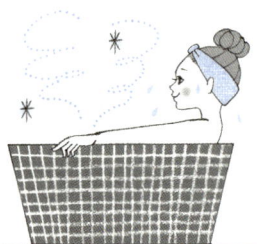

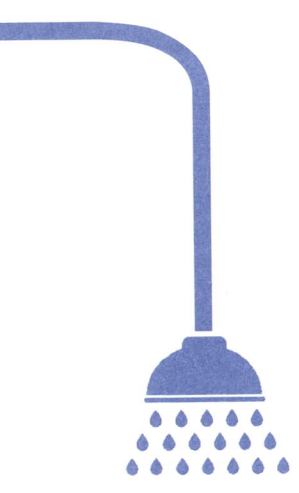

실패 없는

목욕

다이어트

작심삼일이 되지 않는 다이어트

격한 운동과 식사 제한을 동반한 혹독한 다이어트에는 좌절이 따라다닌다. 반면, 목욕 다이어트는 누구든 어려움 없이 쉽게 할 수 있다. 그런 점에서 의지가 약하거나 힘든 다이어트를 싫어하는 사람에게 딱 맞는 다이어트라고 할 수 있다.

일상생활 습관 중 하나인 목욕을 이용하기 때문에 장소나 시간을 일부러 마련하지 않아도 된다. 평소처럼 목욕을 하되 목욕물의 온도와 목욕하는 시간에 작은 변화를 주는 것만으로도 충분하다. 생각났을 때 즉시 할 수 있는 간편함도 목욕 다이어트의 매력 중 하나이다.

기분 좋게 오래도록 즐기자

목욕을 통해 날씬해지려면 오래 하는 것이 기본이다. 취향에 맞는 입욕제를 풀고 좋아하는 음악이나 DVD를 틀어 놓고 자기만의 시간을 즐겨 보자. 목욕 중에 하면 효과적인 운동과 에스테틱을 곁들여도 좋다. 그렇게 하면 목욕 다이어트를 오래 지속할 수 있고 효과도 쉽게 볼 수 있다. 위의 방법으로 기분 좋게 목욕하면 다이어트도 되고 동시에 스트레스도 해소된다.

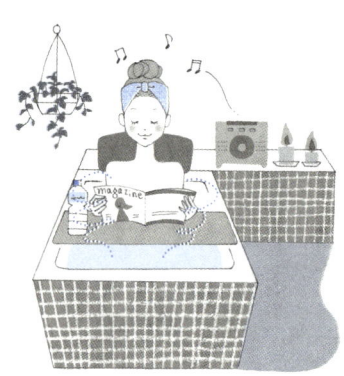

이럴 때는 목욕을 피하자!

병중·병후·컨디션이 좋지 않을 때 _ 살이 빠질 정도로 에너지를 쓰는 목욕은 당연히 체력을 소모한다. 컨디션이 좋지 않거나 피곤한 날에는 목욕을 삼가도록 한다.

혈압이 높거나 심장이 약한 사람 _ 특히 42도 이상의 고온에서 하는 목욕은 몸에 부담이 크므로 피해야 한다. 체력이 약한 고령자 및 유아도 삼가는 것이 좋다.

식후 30분 이내 _ 탕에 들어가면 전신으로 피가 돌아서 소화에 필요한 만큼의 혈액이 위와 장으로 모이지 않는다. 배가 꽉 찬 상태에서 목욕하면 소화 불량을 일으킬 수 있으므로 식후 30분 뒤에 하는 것이 좋다.

배가 많이 고플 때 _ 목욕은 많은 체력을 소모하기 때문에 심한 공복 상태일 때는 우유 등으로 가볍게 배를 채운 뒤에 하도록 한다.

격한 운동 직후 및 음주 후 _ 운동으로 체력을 소모한 직후와 음주로 혈류량과 심박수가 상승했을 때는 목욕을 피한다.

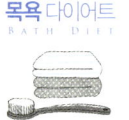

B A T H D I E T

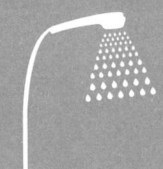

PART 2
살 빠지는
목욕법 BEST 7

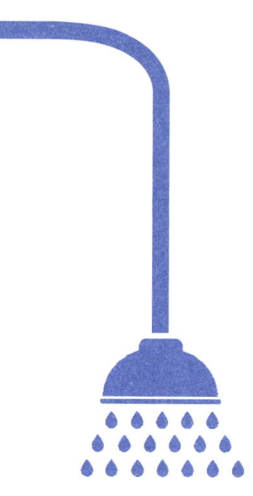

살이
잘 빠지는
목욕 노하우

'온도·깊이·시간'을 조절한다

목욕 다이어트에는 세 가지 핵심 포인트가 있다. 물의 '온도'와 '깊이', '목욕 시간'이다. 목적에 따라 세 가지 포인트를 조절함으로써 다이어트 효과를 극대화할 수 있다.

여기서 특히 중요한 것은 물의 온도이다. 보통 목욕물의 온도가 38~40도인데, 40도 이상의 고온 탕에 들어가게 되면 몸이 각성하여 대사가 높아진다. 반대로 38도의 미지근한 탕에 들어가면 몸이 이완된다.

　물이 뜨거울수록 몸에 부담이 많이 간다. 따라서 고온일 때는 탕의 깊이를 얕게 해서 수압을 줄이거나 1회 목욕 시간을 줄이는 등의 방법으로 조절해야 한다. 위의 세 가지 포인트를 잘 조절하면 건강하게 살을 뺄 수 있다.

목욕 다이어트의 세 가지 포인트

물의 온도

40도 이상의 고온 탕은 대사 상승 효과와 피로 회복 작용이 있으며 약 38도의 미지근한 탕에는 신체 이완 효과가 있다.

물의 깊이

물이 얕을수록 몸으로 느끼는 수압이 줄어서 부담도 감소한다. 특히 명치보다 얕은 물에 몸을 담그는 반신욕은 심장과 폐에 부담이 적어서 몸이 편안하다.

목욕 시간

목까지 푹 담그는 전신욕과 고온욕의 부담을 줄이려면 1회의 목욕 시간을 줄이거나 도중에 휴식을 취하는 등의 방법으로 조절하는 것이 좋다.

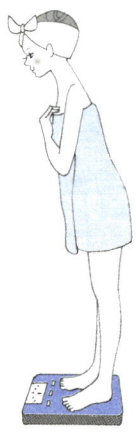

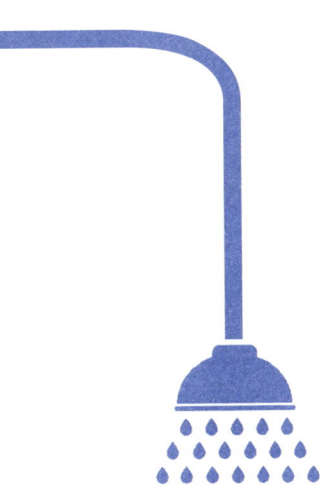

목욕의 기본 규칙

식사량을 줄이려면 식전에 고온 탕

다이어트 효과를 보고 싶다면 저녁 식사 전에 뜨거운 탕에 들어가는 방법을 추천한다. 고온 탕의 작용으로 위장 활동이 저하돼 힘들이지 않고 식사량을 줄일 수 있다.

물론 저녁 식사 전에 여유롭게 목욕할 시간이 없거나 외식하고 늦은 시간에 귀가하는 날도 있을 것이다. 그런 날에는 상황에 맞게 적당한 시간대를 골라서 해도 상관없다. 다만, 자기 직전은 피하는 것이 좋다. 뜨거운 물에는 각성 작용이 있어서 숙면을 방해하기 때문이다.

밤늦게 목욕할 때는 약 38도의 미지근한 물에 느긋하게 몸을 담그는 것이 좋다. 하루의 피로가 풀려서 스트레스성 비만을 예방할 수 있을 뿐만 아니라 자율 신경계의 균형을 맞춰 주어 수면의 질도 향상된다.

목욕할 시간이 없거나 침대로 직행하고 싶을 정도로 피곤한 날에는 하루 정도 입욕을 생략해도 괜찮다. 샤워로 대사 작용을 향상시키는 방법(59페이지 참고)이 있으니 다음 날 아침에 그 방법으로 샤워를 하면 된다.

무리해서 다이어트를 하는 것은 금물이다. 몸의 소리에 귀 기울이면서 그날그날 자신의 몸이 원하는 목욕법을 선택하자. 목욕 다이어트는 소소하게나마 오래 지속하는 것이 중요하다.

수분을 충분히 보충하기

목욕을 오래 하면 생각보다 훨씬 많은 땀이 흘러 체내에 수분이 부족해지기 쉽다. 수분이 충분해야 땀도 잘 나고 노폐물도 원활하게 배출된다. 목욕하기 전에 물을 한 잔 마시면 수분을 보충하는 데 도움이 된다. 목욕 중과 목욕 후에도 기초 대사량 상승에 도움이 되는 음료(126, 136페이지 참고)로 수분을 보충하도록 한다.

나에게 맞는 목욕법 찾기

지금까지 여러 목욕 다이어트 방법을 소개했다. 효과가 즉각적인 것부터 장기간에 걸쳐서 살이 찌지 않는 체질로 만드는 방법까지 다양하게 소개했다. 다음의 7가지 목욕법 중에서 그날의 목적과 컨디션에 맞는 것을 선택해 건강한 다이어트를 해 보자.

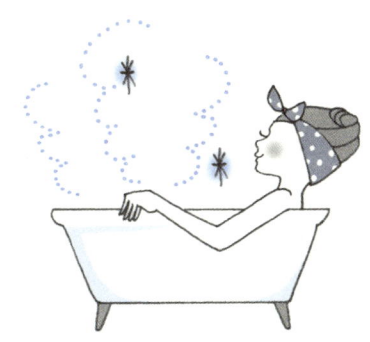

- ☐ 지금 당장 체중을 줄이고 싶다.
- ☐ 체력에는 자신이 있다.
- ☐ 힘들이지 않고 식사량을 줄이고 싶다.
- ☐ 고온 탕을 좋아한다.

고온 반복욕 → 38페이지

- ☐ 무리하지 않으면서 살을 빼고 싶다.
- ☐ 기초 대사량을 높이고 싶다.
- ☐ 고온 탕을 좋아하지 않는다.

- ☐ 땀을 확실하게 빼고 싶다.

중온 반복욕 → 42페이지

- ☐ 최근에 스트레스를 많이 받는다.
- ☐ 스트레스를 받아서 마구 먹고 싶다.
- ☐ 목욕을 하며 편안하게 쉬고 싶다.
- ☐ 어깨 결림이 심하고 피곤하다.

저온 반신욕 → 45페이지

- ☐ 땀이 잘 나지 않는 체질이다.
- ☐ 몸의 독소를 제거하고 기초 대사량을 높이고 싶다.
- ☐ 동시에 피부도 깨끗하게 만들고 싶다.
- ☐ 오래 목욕하는 것을 좋아한다.

사우나 반신욕 → 48페이지

- ☐ 손발이 차갑다.
- ☐ 배를 만지면 차갑고 냉하다.
- ☐ 저혈압이다.
- ☐ 목욕으로 체력을 회복하고 싶다.

고온 반신욕·냉수 샤워욕 → 51페이지

- ☐ 다리가 붓고 무겁게 느껴진다.

- ☐ 저녁때가 되면 구두가 꽉 낀다.
- ☐ 재빠르게 부기를 빼고 싶다.
- ☐ 옷을 입은 상태에서 전신을 따뜻하게 덥히고 싶다.

각욕 → 55페이지

〜〜〜〜〜〜〜〜〜〜〜〜〜〜〜〜〜〜〜〜〜〜

- ☐ 목욕할 시간이 없다.
- ☐ 샤워로 기초 대사량을 높이고 싶다.
- ☐ 심신을 상쾌하게 하고 싶다.
- ☐ 아침을 상쾌하게 시작하고 싶다.

온·냉 샤워욕 → 59페이지

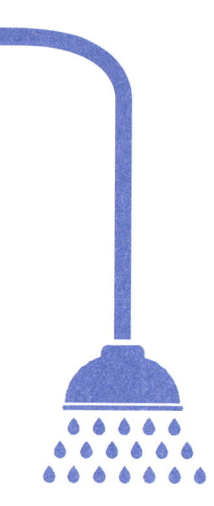

즉각적인

다이어트 효과,

고온 반복욕

운동 효과를 내는 목욕법

높은 다이어트 효과를 기대할 수 있는 목욕은 고온 탕에 들어갔다 나오기를 반복하는 '고온 반복욕'이다. 1회의 목욕으로 300~400칼로리가 소모되는데, 이는 약 1시간~1시간 반 동안 걸었을 때와 같은 에너지 소비량이다.

기초 대사량을 높이려면 탕의 온도를 42~43도로 높게 설정하는 것이 가장 중요하다. 뜨거운 만큼 자극이 강하므로 처음 들어갈 때는 샤워기로 몸에 미지근한 물을 뿌린다. 그리고 뜨거운 물을 발끝에서부터 순서대로 끼얹어서 몸을 덥힌다. 탕에 들어갈 때는 천천히 들어가는데 처음에는 명치까지만 담그고, 점차 몸이 익숙해지면 서서히 어깨까지 담근다.

고온 탕에 장시간 들어가 있으면 현기증이 날 수 있다. 들어간 지 2~3분이 경과하면 탕에서 나와 체온이 떨어질 수 있도록 휴식 시간을 약 5분 정도 갖는다. 그러면서 몸을 씻거나 머리를 감고 셀프 마사지를 한다. 그런 다음 '목욕물에 2~3분간 몸 담그기 → 5분간 휴식'을 한 번 더 반복한다. 그리고 고온 탕에 들어가서 어깨까지 푹 담그고 2~3분간 있으면 끝이다. 휴식하는 시간을 제외하면 탕에 들어가 있는 시간은 총 6~9분 정도이다.

1일 2회를 넘지 않는다

고온 반복욕은 다이어트 효과가 높지만 그만큼 체력을 많이 소모하는 격한 목욕법이다. 피곤할 때나 혈압이 높을 때는 피하는 것이 바람직하다. 건강할 때라도 1일 2회를 넘지 않도록 한다.

땀도 많이 나서 목욕 중에 목이 마를 수 있다. 욕실에 음료수를 가지고 들어가서 수분을 보충하는 것도 잊지 말자.

고온 반복욕을 하는 방법

- **물의 온도:** 42~43도
- **물의 깊이:** 어깨가 잠길 정도
- **목욕 시간:** 2~3분 들어갔다가 5분간 휴식하는 것을 3회 반복한다.
  총 16~20분 소요

STEP 1. 42~43도의 탕에 2~3분간 몸을 담근다

42~43도의 고온 탕에 들어가서 어깨까지 푹 담그고 2~3분간 있는다. 들어가기 전에 샤워기로 몸에 미지근한 물을 뿌린다. 탕에 들어갈 때는 먼저 명치까지 몸을 담가 보고 익숙해지면 그 후에 천천히 어깨까지 담근다.

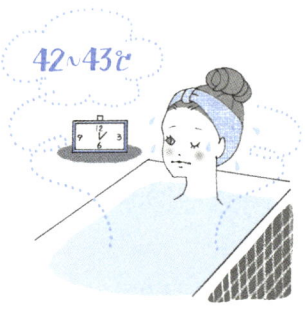

STEP 2. 탕에서 나와 5분간 몸을 식힌다

탕에서 나와 5분간 휴식한다. 그동안에 몸을 씻고 머리를 감는다. 5분이 지나면 'STEP 1'으로 돌아가는데, 이것을 3회 반복한다.

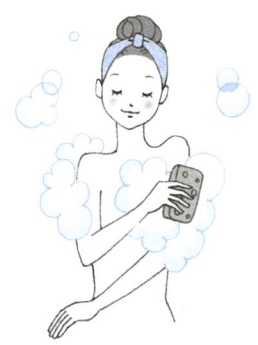

이 목욕으로 기대할 수 있는 효과

- 1회 목욕으로 300~400칼로리를 소비할 수 있다.
- 매일 지속하면 체중이 줄어든다.
- 기초 대사량이 높아져 살이 찌지 않는 체질이 된다.
- 식욕이 억제되어 식사량이 저절로 감소한다.

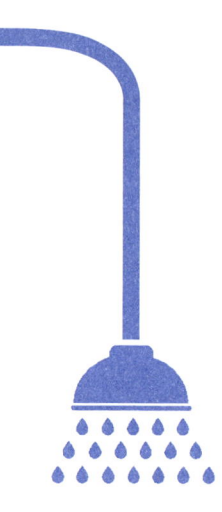

살찌지 않는 체질이 되려면, 중온 반복욕

힘들지 않아 꾸준히 할 수 있다

중온 반복욕은 고온 반복욕보다 편안함과 동시에 기초 대사량 상승 효과도 기대할 수 있는 목욕법이다. 물의 온도는 40도 정도로 적당하게 설정하고 '목욕 7분 → 휴식 3분'을 3회 반복한다. 앞서 소개한 고온 반복욕과 마찬가지로 어깨까지 잠기는 탕에 들어갔다 나왔다 하는 기본적인 목욕법이다. 하지만 온도를 다소 낮게 설정하기 때문에 몸에 부담이 현저하게 줄어서 현기증도 훨씬 덜하다.

기초 대사량을 높이려면 20분은 탕에 들어가 있는 것이 좋다. 하지만 40도의 탕에 들어가서 20분간 계속 있는 것은 힘든 일이므로 1회 목욕 시간을 7분 정도로 한다. 그리고 3분간 휴식을 취하면서 그 과정을 3회 반복하면 약 20분간 탕에 들어가 있는 셈이 된다.

목욕으로 체질을 개선하자

중온 반복욕은 기초 대사량을 높여서 살이 찌지 않는 체질로 만드는 최적의 목욕법이다. 체력적인 면에서도 지속하기가 쉽다. 반면에 고온 반복욕은 다이어트 효과는 뛰어나지만 그만큼 힘들다. 특히 체력에 자신 없는 사람이 고온 반복욕을 매일 한다면 금방 포기해 버릴 수도 있다.

그런 사람에게는 중온 반복욕으로 매일 목욕할 것을 권한다. '앞으로 몇 킬로그램을 빼겠다', '결혼식 날까지 반드시 날씬해지겠다!'처럼 목표 체중이 명확할 때는 집중적으로 고온 반복욕을 해서 목표를 달성하면 된다. 하지만 그런 것이 아니라면 중온 반복욕을 하면서 상황에 맞게 목욕법을 선택하는 것이 좋다.

중온 반복욕을 하는 방법

▶ 물의 온도: 40도

- **물의 깊이**: 어깨가 잠기는 정도
- **목욕 시간**: 7분간 들어갔다가 3분간 휴식하는 것을 3회 반복한다.
  총 30분 소요

STEP 1. 40도의 탕에 7분간 몸을 담근다

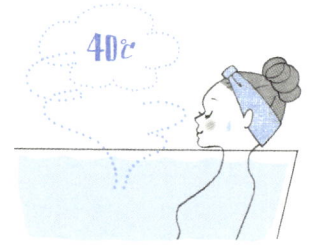

40도의 탕에 어깨까지 담그고 7분간 여유롭게 목욕한다.

STEP 2. 탕에서 나와 3분간 몸을 식힌다

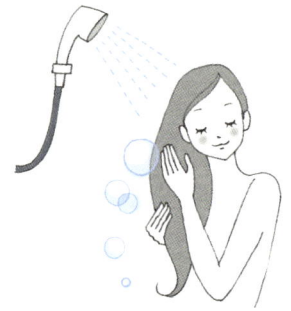

욕조에서 나와 약 3분간 휴식한다. 그 동안에 몸을 씻고 머리를 감는다. 3분이 지나면 'STEP 1'으로 돌아가는데, 이것을 3회 반복한다.

이 목욕으로 기대할 수 있는 효과

- 오래 지속할 수 있고 현기증이 잘 나지 않는다.
- 몸에 부담이 되지 않아서 매일 할 수 있다.
- 기초 대사량이 높아져서 지방이 잘 타는 체질이 된다.
- 땀이 잘 나고 신진대사가 활발해진다.

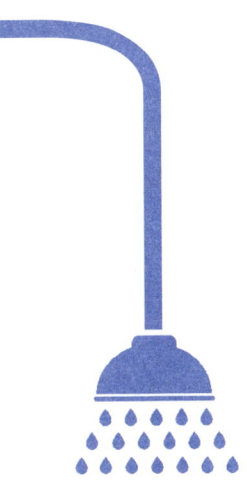

안티 스트레스,

저온

반신욕

미지근한 물로 스트레스를 해소하자

회사나 가정에서 안 좋은 일을 겪으면 스트레스를 받아 자기도 모르게 과식하지 않는가. 다이어트를 하면서 먹는 것으로 스트레스를 해소한다면 현상 유지를 하기가 힘들 것이다. 그렇다면 이런 방법은 어떨까. 스트레스가 쌓인 날에는 미지근한 물에 몸을 푹 담가 몸과 함께 마음의 스트레스를 깨끗하게 씻어 내는 것이다.

미지근한 물은 긴장된 신경을 이완시키고 몸이 휴식을 취하도록 한다. 스트레스를 해소하고 싶은 사람에게는 저온 반신욕을 추천한다. 저온 반신욕이란 38도의 미지근한 물로 20~30분간 편안하게 목욕하는 방법이다. 탕의 깊이는 명치 부분까지만 물에 잠기도록 얕게 한다. 반신욕은 오래 해도 몸에 부담이 적다.

20~30분의 목욕 시간 즐기기

 물속에는 부력이 있어서 체중이 가볍게 느껴질 뿐만 아니라 몸에 힘이 잘 빠져서 쉽게 이완된다. 상당히 긴 시간 동안 여유롭게 목욕하는 것도 이완을 촉진하는 중요 포인트이다.

 목욕을 20~30분이나 하려면 지루할 것 같다고 생각하는 사람도 있을 것이다. 하지만 좋아하는 것을 하고 있으면 의외로 시간은 순식간에 지나간다. 욕실은 각 가정에서 철저하게 개인적인 공간이다. 책이나 잡지를 읽어도 되고, DVD를 보거나 그밖에 다양한 것을 즐기는 시간으로 삼아도 좋다.

저온 반신욕을 하는 방법

- **물의 온도:** 38도
- **물의 깊이:** 명치가 잠길 정도
- **목욕 시간:** 20~30분

STEP 1. 38도의 탕에 20~30분간 몸을 담근다

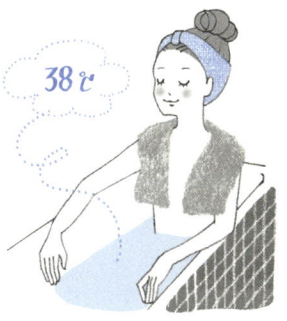

38도의 미지근한 물에 들어가서 명치까지 담그고 20~30분간 있는다. 춥지 않도록 어깨에는 마른 수건을 두른다.

※젖은 수건을 두르면 체온이 떨어지므로 마른 수건을 사용하도록 한다.

TIP. 의자를 넣으면 더 편안하다

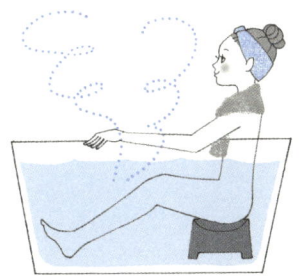

욕조가 너무 작거나 깊어서 자세가 불편할 때는 목욕 의자를 넣고 앉아 보자. 허리에도 부담이 덜 가고 손발도 더 많이 펴져서 편안하다.

📖 이 목욕으로 기대할 수 있는 효과

- 마음이 편안해져서 스트레스가 해소된다.
- 스트레스 해소로 스트레스성 비만을 예방할 수 있다.
- 물의 부력으로 몸이 이완된다.
- 혈액 순환이 좋아져서 어깨 결림이 해소되며 피로 회복에도 효과적이다.

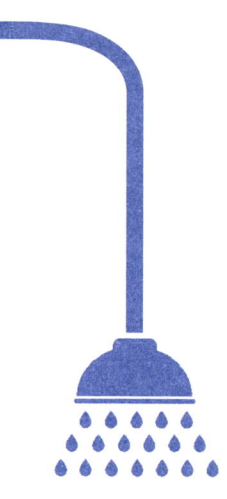

독소 배출로

날씬해지는,

사우나 반신욕

샤워기로 간단하게 하는 사우나

요즘은 냉방의 영향으로 여름에도 땀을 흘리지 않는 사람이 많다. 땀을 흘리는 것은 건강은 물론이고 다이어트를 위해서도 대단히 중요하다.

땀을 흘리면 몸에 쌓인 노폐물이 땀과 함께 배출되어 신진 대사가 원활해진다. 신진 대사가 원활해지면 여분의 지방이 잘 타서 살이 찌지 않는 체질이 된다. 계절을 불문하고 적어도 일주일에 한

번은 땀을 충분히 흘리는 시간을 갖는 것이 좋다. 이를 위해서 추천하는 목욕법이 사우나 반신욕이다.

이때, 안개 사우나와 같은 특별한 설비를 갖출 필요는 없다. 욕실의 환풍기를 멈추고 샤워기로 탕에 물을 받기만 하면 된다. 그러면 자연히 습도가 올라가서 사우나실과 비슷한 상태가 된다. 샤워기만 있으면 가정에서도 간편하게 할 수 있다.

20~30분간 충분히 땀을 흘리자

목욕법은 저온 반신욕과 동일하다. 샤워기로 탕에 38도의 미지근한 물을 채운 뒤, 편안하게 반신욕을 하면 된다.

20~30분간 하면 확실하게 땀이 나온다. 땀을 더 빼고 싶다면 30분 이상 해도 무방하지만, 지나치게 오래 하면 지칠 수 있으므로 적당히 하는 것이 좋다. 장시간의 목욕으로 살이 불면 피부의 방어 기능이 저하돼서 피부 미용에도 좋지 않다. 화장은 보공이 믹히므로 목욕 전에 지운다.

사우나 반신욕을 하는 방법

- **물의 온도**: 38도
- **물의 깊이**: 명치가 잠길 정도

• 목욕 시간: 20~30분

STEP 1. 38도의 물을 샤워기로 채운다

창문을 닫고 욕실 환풍기를 멈춘다. 샤워기로 욕조에 물을 채운다. 물의 온도는 38도로 설정하고 다소 얕게 채운다.

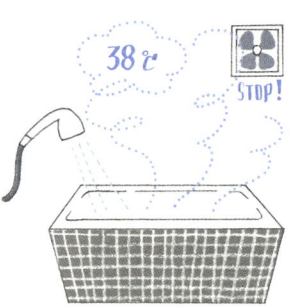

STEP 2. 20~30분간 반신욕을 한다

증기가 자욱한 상태가 되면 탕에 들어가서 명치까지 몸을 담근다. 그대로 20~30분간 편안하게 목욕을 즐기면 많은 양의 땀이 나온다.

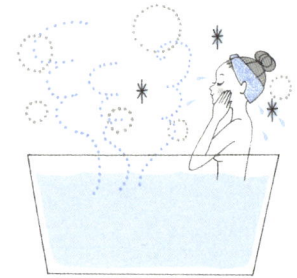

이 목욕으로 기대할 수 있는 효과

- 땀을 다량으로 흘릴 수 있다.
- 독소 배출이 원활해져 살이 잘 빠지는 체질이 된다.
- 신진 대사가 활발해져 피부가 깨끗해진다.
- 물이 미지근해 몸이 이완된다.

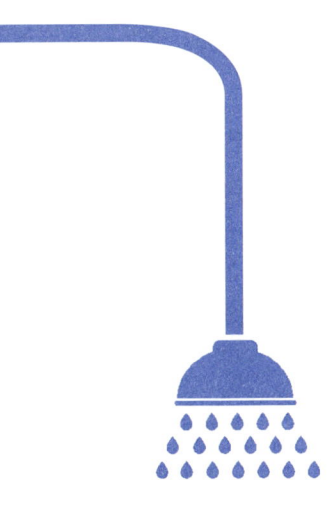

냉증 해소,
고온 반신욕
냉수 샤워욕

뜨끈한 물로 냉증을 해소하자

여성에게 심한 냉증은 다이어트의 적이다. 냉한 상태가 지속되면 우리 몸은 피하 지방을 축적하여 추위로부터 몸을 보호하려고 한다. 그렇게 되면 기초 대사도 나빠져서 살이 잘 찌고 잘 빠지지 않는 체질이 된다. 다이어트를 위해서는 몸을 따뜻하게 유지해야 한다.

냉증을 해소하려면 의류와 식생활에 신경을 쓰는 것도 중요하지만, 따뜻한 물로 목욕하면 즉각적인 효과를 기대할 수 있어 이 방법을 강력하게 추천한다.

손발이나 배가 차갑다고 느껴질 때는 약 42도의 뜨거운 물에 들어가서 몸을 따뜻하게 한다. 이때, 물이 뜨거워 몸에 부담이 될 수 있으므로 명치까지만 몸을 담그는 반신욕이 좋다.

냉수 샤워의 다양한 효능

고온 반신욕과 냉수 샤워를 같이 하면 혈액 순환이 더욱 원활해진다. 고온 탕에서 3분간 반신욕을 한 뒤 나와서 샤워기로 손발에 차가운 물을 10초간 뿌린다. 그런 뒤 다시 고온 탕에 들어가서 반신욕 하기를 총 5회 반복한다.

냉수 샤워를 하면 목욕으로 따뜻해진 몸에 열을 가두어 목욕 직후에 몸이 차가워지는 것을 막을 수 있다. 자율 신경계의 균형을 맞춰 주는 효과도 있어서 냉증뿐만 아니라 저혈압 개선에도 좋다.

따뜻해진 몸에 샤워기로 냉수를 뿌리면 여름에는 기분이 좋지만, 추운 계절에는 다소 힘들 수 있다. 그러니 처음에는 무리하지 말고 미지근한 물을 뿌리다가 서서히 온도를 내려 18도까지 수온을 낮추자.

고온 반신욕·냉수 샤워욕을 하는 방법

- **물의 온도**: 탕의 온도 42도 / 냉수 샤워 약 18도
- **물의 깊이**: 명치가 잠길 정도
- **목욕 시간**: 3분간 목욕하고 10초간 냉수 샤워하는 것을 5회 반복한다. 총 16분 소요

STEP 1. 42도의 고온 탕에 3분간 몸을 담근다

42도의 고온 탕에서 명치까지 담그고 3분간 있는다. 물 밖으로 나온 부위가 차가워지지 않도록 어깨에 수건을 두른다.

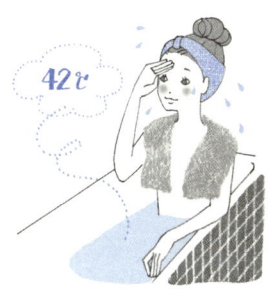

STEP 2. 샤워기로 손발에 냉수를 뿌린다

탕에서 나와 샤워기로 손발에 18도 전후의 냉수를 10초간 뿌린다. 그런 뒤 'STEP 1'으로 돌아간다. 이것을 5회 반복한다. 물이 너무 차갑게 느껴질 때는 미지근한 물을 뿌리기 시작해서 서서히 온도를 낮춘다.

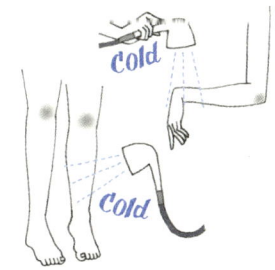

이 목욕으로 기대할 수 있는 효과

- 혈액 순환이 좋아지고 냉증이 개선된다.
- 기초 대사가 활발해져서 살이 찌지 않는 체질이 된다.
- 목욕 후에도 몸이 잘 식지 않고 오래도록 몸이 따뜻하다.
- 저혈압 개선의 효과도 기대할 수 있다.

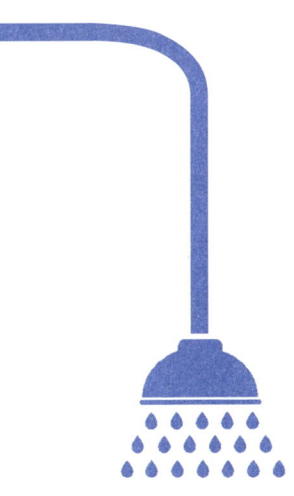

부기 제거로

다리를 날씬하게, 각욕

수압이 부기를 해소해 준다

장시간 서 있거나 같은 자세로 오래 앉아 있으면 하반신의 혈액 순환이 나빠진다. 이 상태가 오래 지속되면 심장으로 보내는 혈액의 힘이 약해지고 노폐물 회수 작용과 림프액 순환도 정체된다. 하반신이 잘 붓는 이유도 그로 인한 여분의 수분과 노폐물이 쌓이기 때문이다.

특히 다리가 부으면 무겁고 피로할 뿐만 아니라 실제로 다리가 두꺼워져서 미관상으로도 좋지 않다. 다리의 부기만 빠져도 하반신이 훨씬 날씬해 보인다.

목욕은 부기를 빼는 손쉬운 방법이다. 탕에 몸을 담그면 수압이 하반신의 정맥을 펌프처럼 압박한다. 그러면 정체됐던 혈액이 심장으로 흘러들어 가서 전신의 혈액 순환이 개선된다. 그러면서 부기도 자연히 빠지게 된다.

다리가 상쾌하고 가벼워진다

부기 중에서도 특히 다리의 부기를 빠르게 빼고 싶을 때는 각욕이 효과적이다. 각욕은 옷을 입은 채로 할 수 있어 목욕할 시간을 내기 어려울 때, 귀가해서 바로 피로를 풀고 싶을 때 유용하다.

각욕의 효과를 높이려면 발만이 아니라 종아리까지 물에 담그는 것이 좋다. 시중에서 판매하는 족욕기도 있지만 깊숙한 가정용 양동이가 더 적합하다. 42~43도의 뜨거운 물이 담긴 양동이에 10~15분간 다리를 넣고 있으면 노곤하던 다리가 점차 편안해짐을 느낄 수 있다. 따뜻해진 다리의 혈액이 전신을 돌아서 몸 전체도 후끈후끈해진다.

각욕을 하는 방법

- **물의 온도**: 42~43도
- **물의 깊이**: 종아리가 잠길 정도
- **목욕 시간**: 10~15분

STEP 1. 양동이에 42~43도의 물을 담고 다리를 담근다

깊숙한 양동이를 준비한 후 42~43도의 물을 붓는다. 의자에 앉아 종아리까지 담가 다리를 따뜻하게 한다. 양동이 옆에 60도 이상의 뜨거운 물이 담긴 포트를 준비해 둔다. 날씨가 추운 날에는 무릎 담요로 다리를 덮는다.

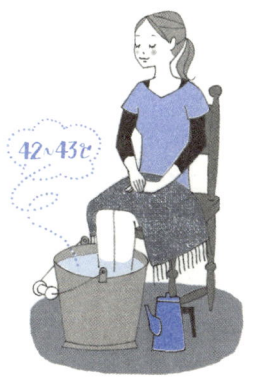

STEP 2. 뜨거운 물을 부으면서 10~15분간 지속한다

물이 식으면 포트의 물을 부으면서 10~15분간 지속한다. 발가락을 벌렸다가 오므리거나 발목을 돌리는 운동을 하면 혈액 순환이 더 좋아진다.

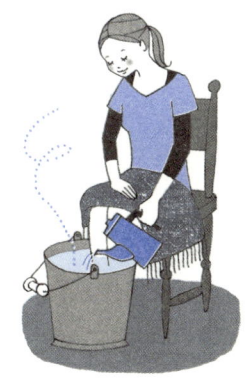

이 목욕으로 기대할 수 있는 효과

- 부기가 빠져서 다리가 날씬해진다.
- 다리의 피로가 풀린다.
- 옷을 입은 상태에서 손쉽게 할 수 있다.
- 전신이 따뜻해진다.

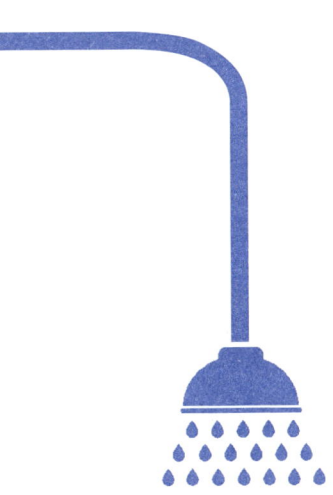

샤워로 대사를 활발하게,

온·냉 샤워욕

샤워기를 이용해 날씬해지자

목욕으로 다이어트 효과를 보려면 기본적으로 매일 탕에 몸을 담가야 한다. 효과를 최대한으로 보려면 샤워만으로 목욕을 끝내는 습관은 권장하지 않는다.

단, 바쁠 때나 시간이 없는 아침, 흘린 땀을 간단하게 씻고 싶은 더운 날에는 예외이다. 짧게 샤워를 하더라도 방법에 따라서 신체의 대사 기능을 향상시킬 수 있다. 도저히 목욕이 힘든 날에는 샤워의 기능을 똑똑하게 이용해서 조금이라도 살이 덜 찌는 체질로 만들어 보자.

온·냉 샤워로 피로 회복

방법은 간단하다. 42도 이상의 뜨거운 물로 1분간 샤워한 뒤 10초간 짧게 냉수 샤워를 하면 된다. 이 과정을 2~3회 반복하기만 하면 되므로 바쁜 아침에도 재빠르게 할 수 있다.

온수와 냉수를 번갈아 샤워하면 자율 신경계가 자극을 받아서 신체가 활성화되고 기초 대사량이 상승한다. 냉수라고 해도 얼음물처럼 차가울 필요는 없다. 18도 전후면 적당하다. 이때, 냉수는 곧바로 전신에 뿌리는 것이 아니라, 발끝과 손끝에 먼저 뿌린 뒤 몸의 중심을 향해 재빠르게 샤워하도록 한다. 추운 날에는 조금 시간을 두고 미지근한 물부터 시작해서 서서히 몸을 적응시키는 것도 좋다.

온·냉 샤워욕은 기운을 북돋아 준다. 아침에 일어나서 정신을 바짝 차리고 싶을 때나 생기를 되찾고 싶을 때 하면 효과가 좋다. 그만큼 각성 작용이 강하므로 자기 전에는 피하는 것이 좋다.

온·냉 샤워욕을 하는 방법

▸ **물의 온도**: 온수 42도 이상/냉수 18도 전후

- **물의 깊이**: 전신을 샤워한다.
- **샤워 시간**: '온수 샤워 1분, 냉수 샤워 10초'를 2~3회 반복한다.

STEP 1. 온수로 1분간 샤워한다

42도 이상의 온수로 1분간 전신을 샤워한다. 피부가 살짝 붉어질 정도의 뜨거운 물이 적당하다.

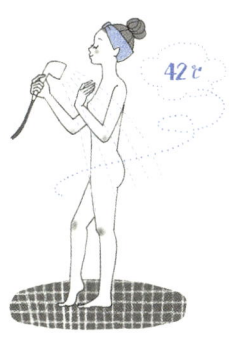

STEP 2. 냉수로 10초간 샤워한다

18도 전후의 냉수를 손끝과 발끝을 시작으로 전신에 10초간 재빠르게 뿌린다. 추운 계절에는 몸이 적응하도록 미지근한 물로 시작해 조금 시간을 두고 서서히 샤워한다.

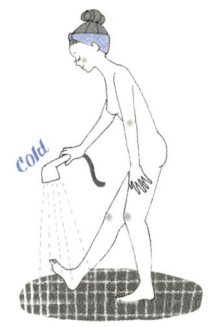

이 목욕으로 기대할 수 있는 효과

- 기초 대사가 활발해져서 살이 찌지 않는 체질이 된다.
- 바쁠 때도 단시간에 할 수 있다.
- 몸을 산뜻하게 각성시켜 주는 효과가 있다.
- 피곤할 때 기운을 북돋아 주는 효과가 있다.

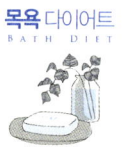

BATH DIET

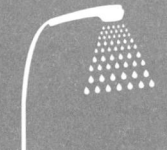

PART 3
몸의 탄력을 위한
목욕 운동법 11

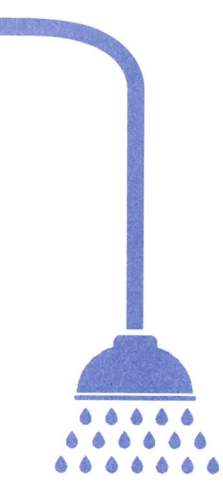

목욕
운동을
시작하자

쉽지만 효과는 뛰어난 목욕 운동

이상적인 몸매를 만들려면 신경 쓰이는 부위를 줄이기 위한 운동이 필수다. 목욕의 이점을 최대한 활용해서 운동에도 도전해 보자.

목욕하는 시간은 운동하기에 적당하다. 욕실은 혼자만의 공간이므로 헬스장에서처럼 남의 이목을 신경 쓰지 않아도 된다. 자신의 호흡대로 몸을 움직이면 된다. 목욕하는 김에 하면 되므로 매일 운동하는 습관을 기르기도 쉽다.

목욕을 하면 혈액 순환이 좋아지고 근육과 관절이 부드러워져 이 상태에서 운동을 하게 되면 몸매 교정 효과가 더 좋다. 몸이 따뜻해진 상태이기 때문에 조금만 움직여도 땀이 많이 나고 결림 증상도 호전된다.

부력이 있기 때문에 평소 운동에 자신 없는 사람이라도 편안하게 움직일 수 있다. 탄탄한 몸을 목표로 무리가 되지 않을 정도로만 지속해 나가자.

40도 이하에서 30분 이내로

고온 탕에 들어가서 목욕 운동을 하면 현기증이 나고 심장에도 무리가 갈 수 있다. 목욕 운동을 할 때는 물의 온도를 40도 이하로 설정하고 명치까지만 담가야 몸에 부담이 가지 않는다.

또한 여기서 소개하는 모든 운동을 할 필요도 없다. 자신의 목적에 맞게 몇 가지를 선택하면 된다. 처음에는 시험 삼아서 조금씩 해 보다가 서서히 늘려 가면 되는데 최장 20~30분을 넘기지 않도록 한다. 운동 시작 전에 물을 한 컵 마시고, 운동 중에도 목이 마를 때마다 수시로 수분을 보충하는 것이 중요하다.

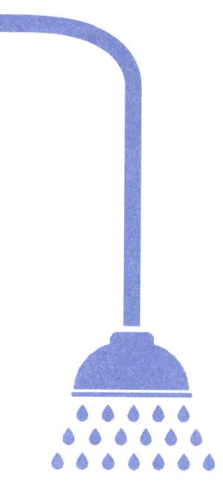

운동법 1.

칼로리 소비를
UP!

손발만 흔들어도 칼로리가 소비된다

욕조에 몸을 담그고만 있어도 물 밖에서 가만히 앉아 있을 때보다 더 많은 에너지가 소비된다. 이때, 조금 더 분발해서 목욕 운동을 하면 칼로리 소비를 더욱 늘릴 수 있다.

가장 간단하게 할 수 있는 운동은 탕 속에서 손발을 흔드는 동작이다. '그게 다야?'라고 생각할 수도 있지만, 수압이 덤벨 역할을 해서 손발의 움직임이 무거워지기 때문에 상당한 운동이 된다.

목욕할 때는 아무 생각도 하기 싫고 그냥 멍하니 있고 싶다는 사람도 이 운동이라면 손쉽게 할 수 있다. 아무 생각 없이 손발을 흔들면 스트레스 해소에도 도움이 된다.

1. 양다리 위아래로 움직이기

욕조에 등을 기대고 물속에서 양다리를 파닥거린다. 빠르게 움직일수록 칼로리 소비량은 더욱 높아진다. 좌우 20회씩 흔든다.

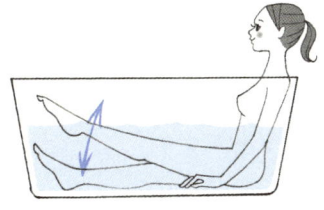

2. 양손으로 박수 치기

물속에서 박수를 치듯이 좌우 손바닥을 모아서 탁탁 친다. 팔꿈치 아랫부분 전체를 최대한 크고 힘차게 움직인다. 30회 시행한다.

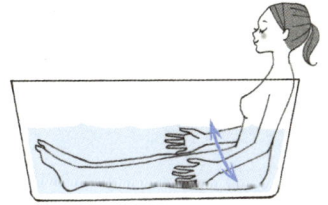

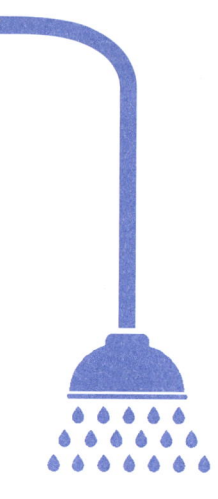

운동법 2.

부기 빼기

운동

하반신 운동으로 혈액 순환 개선

부기로 고민하는 여성은 많다. 특히 하반신이 부으면 다리가 두꺼워 보이고 얼굴이 부으면 실제보다도 더 뚱뚱해 보인다.

부기를 해소하려면 혈액과 림프액의 흐름을 원활하게 해서 불필요한 수분과 노폐물을 배출해야 한다. 부기는 욕조에 몸을 담그는 것만으로도 어느 정도 해소되지만, 운동을 하면 더 완벽하게 제거할 수 있다.

이번에 소개할 운동은 허리와 다리를 높은 곳에 올려놓는 운동이다. 이 운동은 하반신의 혈액과 림프액의 흐름을 개선해 주는 동시에 비틀어진 골격도 교정해 준다. 부기를 해소하려면 비대칭을 교정하는 것이 중요하다. 부기가 고민이라면 다음의 동작을 따라 해 보기 바란다.

1. 양손으로 욕조 바닥 짚기

무릎을 구부리고 앉는다. 욕조 바닥에 붙인 발바닥과 손바닥으로 몸을 지탱한다.

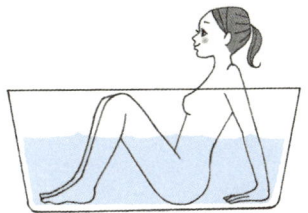

2. 엉덩이 들어 올리기

그 상태에서 천천히 엉덩이를 들어 올린다. 그대로 20초간 자세를 유지하고 '1'의 자세로 돌아간다.

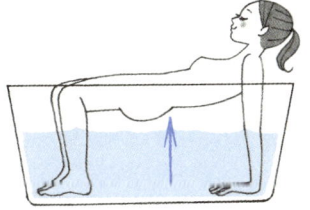

3. 다리 들고 발목 돌리기

한쪽 다리를 쭉 펴서 물 밖으로 들어 올린다. '8' 자를 그리듯이 발목을 돌린다. 좌우 10회씩 반복한다.

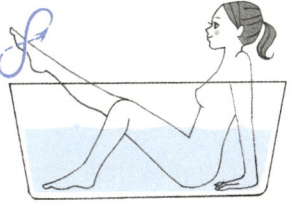

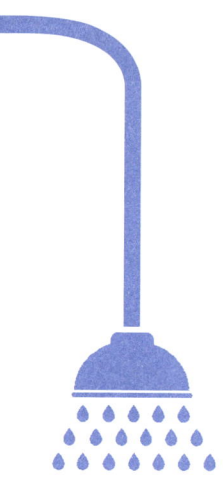

운동법 3.

볼록 나온 배
없애기

심층부를 자극해 잘록한 허리 만들기

조금만 방심하면 금방 살이 붙는 곳이 허리이다. 하지만 집중적으로 몸매 관리를 하면 결과가 금방 나타나는 부위도 허리이다. 목욕으로 몸이 따뜻해진 상태에서 복근을 자극하는 운동을 하면 군살도 금방 빠진다.

잘록한 허리를 만들려면 상반신을 비틀어서 옆구리 근육을 자극하는 운동이 효과적이다. 양다리를 모아서 들어 올리는 동작은 배

안쪽 근육을 자극해서 허리 모양을 예쁘게 만들어 준다.

물 밖에서는 각각의 자세를 20초간 유지하기도 힘들지만, 부력이 있는 탕에서는 비교적 쉽게 할 수 있다. 멋진 복근이 생기는 모습을 상상하면서 다음의 동작을 따라 해 보자.

1. 허리 비틀기

무릎을 구부리고 앉아서 양손으로 욕조를 잡고 허리를 천천히 비튼다. 비튼 상태를 20초간 유지한다. 반대쪽도 마찬가지다. 이 동작을 좌우 5회 반복한다.

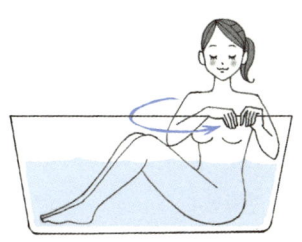

2. 양다리 모아서 들어 올리기

양다리를 모은 뒤 무릎 아래 부분이 수면 밖으로 나오도록 들어 올린다. 배 안쪽 근육에 의식을 집중하면서 자세를 20초간 유지한다. 무릎은 가볍게 구부려도 무방하다. 이 동작을 5회 반복한다.

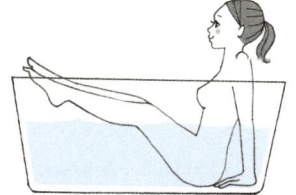

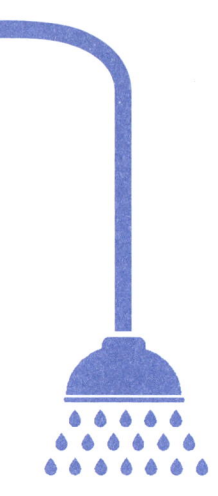

운동법 4.

목을
가늘게!

목, 어깨 운동으로 결림 증상 해소

사람들은 목에서 어깨로 이어지는 부분의 관리를 곧잘 잊는다. 목과 어깨에 살이 붙으면 상반신이 두꺼워 보인다. 반대로 목이 가늘게 정돈되어 있으면 그만큼 날씬하고 아름다운 인상을 준다.

어깨와 팔을 위아래로 반복해서 움직이는 운동을 하면 목 뒤에서부터 어깨 주변에 있는 근육이 자극을 받는다. 처음에는 근육을 단련하기보다는 확실하게 움직이는 데 주의를 기울여야 한다.

몸이 따뜻해진 상태에서 동작을 하면 굳었던 근육이 풀어져서 여분의 지방이 더 잘 분해된다. 어깨 주변의 혈액 순환이 좋아지므로 어깨 결림 증상이 있는 사람에게 추천한다.

1. 양어깨 위아래로 움직이기

다리를 쭉 펴고 탕에 앉는다. 등을 쭉 편 상태에서 양어깨를 동시에 위아래로 10회 움직인다. 목에서부터 어깨까지의 근육을 의식하면서 움직인다.

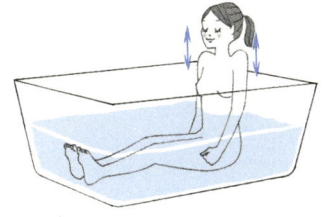

2. 위아래로 양팔 흔들기

양팔을 앞으로 쭉 편 상태에서 위아래로 10회 움직인다. 양어깨의 근육이 자극되는 것을 의식하면서 움직인다.

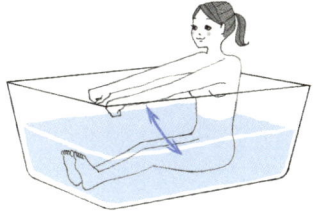

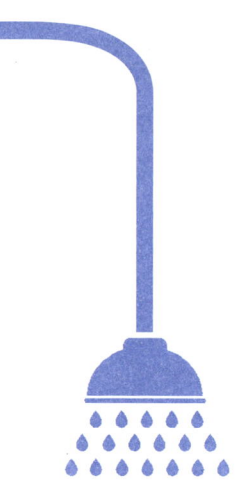

운동법 5.

아름다운 가슴
만들기

탄력 있는 가슴 만들기

가슴은 그 자체의 무게 때문에 나이가 들수록 처지고 모양이 흐트러진다. 가슴은 90퍼센트 이상이 지방으로 이루어져 있는데, 그 무게를 지탱하는 것은 가슴의 기초가 되는 근육이다. 탄력 있는 아름다운 가슴을 유지하려면 운동으로 가슴 주변의 근육을 단련해야 한다.

양손을 가슴 앞으로 모은 뒤 좌우로 미는 동작은 목욕할 때뿐만 아니라 어디서든 간단하게 할 수 있어 추천할 만한 운동이다. 목욕으로 근육이 따뜻해진 상태에서 하면 교정 효과가 더 좋다.

팔꿈치를 옆구리에 붙이고 물속에서 손뼉 치는 동작을 하면 물의 저항이 덤벨 역할을 해서 가슴 주변의 근육이 자극을 받는다. 이때, 포인트는 수면에 파도가 칠 정도로 손뼉을 세게 치는 것이다.

1. 가슴 앞에서 양손을 모으고 좌우로 밀기

팔꿈치를 가슴 높이로 들고 손바닥을 맞댄 뒤 10초간 좌우로 세게 민다. 이 동작을 5회 반복한다.

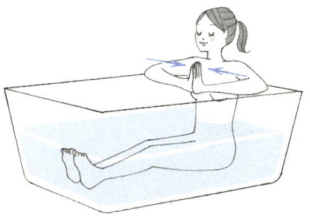

2. 물속에서 힘차게 손뼉 치기

물속에서 팔꿈치를 양 옆구리에 딱 붙이고 최대한 좌우로 많이 벌렸다가 손뼉을 친다. 손뼉은 최대한 힘차게 진다. 이 동작을 10회 반복한다.

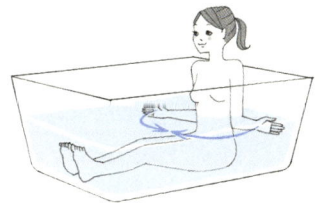

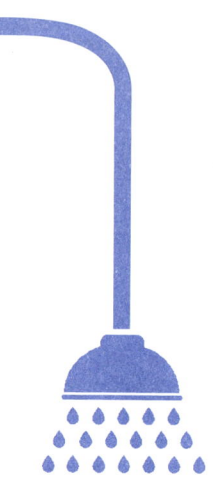

운동법 6.

뒤태를
아름답게!

등 근육 강화로 뒤태 미인 되기

　자신의 등은 직접 볼 기회가 적기 때문에 관리가 소홀해지기 쉽다. 하지만 주변 사람은 뒷모습도 확실하게 지켜보고 있다. 특히 등은 다른 사람의 눈에 잘 띄고, 살이 붙으면 뒤태가 흐트러져서 실제보다 나이가 더 들어 보인다.

　등에 군살이 붙는 가장 큰 이유는 구부정한 자세 때문이다. 이를 예방하려면 평소 자세에 신경을 써야 한다. 아름다운 뒤태를 가지려면 등 근육을 강화하는 운동이 좋다.

등 뒤에서 양손을 깍지 낀 다음 팔을 들어 올린다. 그런 뒤 가슴을 쭉 편다. 이 동작은 등 근육을 자극해서 등을 날씬하게 만들어 준다. 목욕으로 혈액 순환이 좋아진 상태에서 이 동작을 하면 근육이 부드럽게 움직여 등의 결림 증상도 해소된다.

1. 등 뒤에서 양손을 깍지 낀 뒤 팔 들어 올리기

욕조의 앞쪽에서 무릎을 구부린 상태로 앉아 양손을 등 뒤로 깍지 낀다. 팔꿈치를 쭉 편 뒤 양팔을 최대한으로 높이 들어 올린다. 이 상태를 10초간 유지한다.

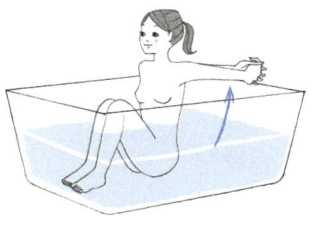

2. 등을 크게 뒤로 젖히기

등 전체가 활 모양이 되도록 가슴을 활짝 펴고 뒤로 젖힌다. 이 상태를 10초간 유지했다가 원래 상태로 돌아온다. '1→2'의 과정을 5회 반복한다.

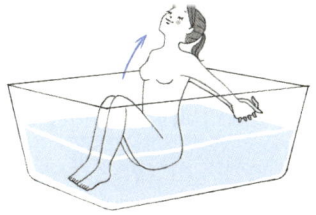

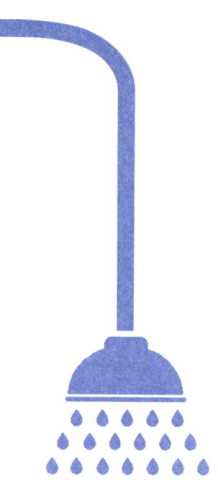

운동법 7.

팔뚝을
가늘고 날씬하게!

아름다운 민소매 차림을 꿈꾸자

옷이 얇아지는 여름철이 되면 탄력 없이 흔들리는 팔뚝이 신경 쓰이기 시작한다. 몸은 말랐는데 팔뚝에만 살이 있는 사람도 적지 않다. 몸 전체에서는 작은 부위지만 팔뚝이 가늘면 상반신이 전체적으로 훨씬 날씬해 보인다.

팔뚝 앞쪽의 알통이 나오는 부분은 평소 쓸 기회가 많아 자연스럽게 단련되지만, 팔뚝 뒤쪽은 쓸 기회가 적어 살이 붙거나 늘어지기 쉽다. 운동할 때는 근육이 약해지기 쉬운 팔뚝 뒤쪽 근육을 의식하면서 욕조를 밀거나 몸을 들어 올리도록 하자.

1. 손바닥으로 욕조 밀기

좌우 손바닥을 욕조에 대고 욕조를 넓히듯이 힘을 주어서 10초간 옆으로 민다. 이 동작을 5회 반복한다.

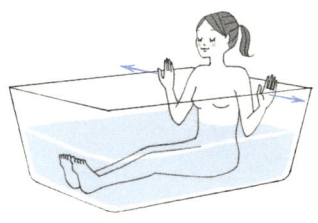

2. 양팔로 몸 들어 올리기

앉아서 양다리를 모으고 가볍게 무릎을 구부린다. 욕조 바닥을 양손으로 짚은 상태에서 몸을 지탱한다. 팔심만으로 엉덩이를 가볍게 들어 올려 이 상태를 10초간 유지한다. 이 동작을 5회 반복한다.

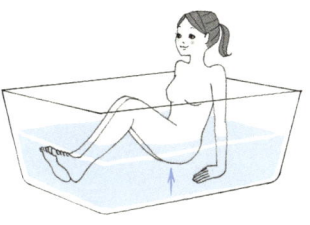

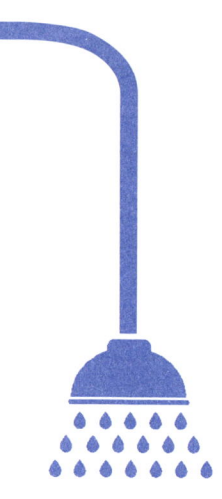

운동법 8.

탄력 있는
엉덩이 만들기

허벅지와 엉덩이 근육 단련하기

엉덩이는 주요 부위를 충격으로부터 보호하는 쿠션 역할을 한다. 엉덩이는 하반신 중에서도 특히 지방이 잘 붙는 곳이다. 노화와 운동 부족으로 근육이 약해지면 엉덩이 살을 제대로 지탱하지 못해 허벅지와의 경계가 불분명해지고 모양도 처진다.

이를 방지하려면 엉덩이에서부터 허벅지까지의 근육을 단련하는 운동을 해야 한다. 다리로 욕조를 미는 동작은 엉덩이와 허벅지 뒤쪽 근육을 자극해서 둘의 경계를 분명하게 해 준다. 물속에서 다리를 안쪽으로 천천히 돌리는 동작은 옆으로 퍼진 엉덩이 살을 조여 준다.

1. 발뒤꿈치로 욕조 밀기

일어서서 양손으로 벽을 짚는다. 10초간 한쪽 발뒤꿈치로 욕조를 밀고, 반대쪽도 똑같이 한다. 이 동작을 5회 반복한다.

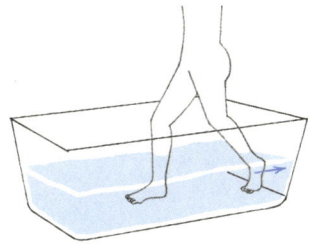

2. 한쪽 다리로 물 휘젓기

1번 동작과 마찬가지로 일어선 상태에서 한쪽 다리로 목욕물을 천천히 안쪽으로 10회 젓는다. 반대쪽도 똑같이 한다.

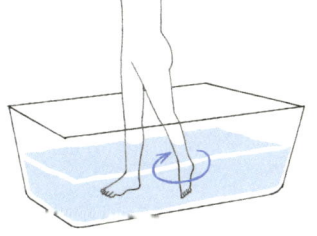

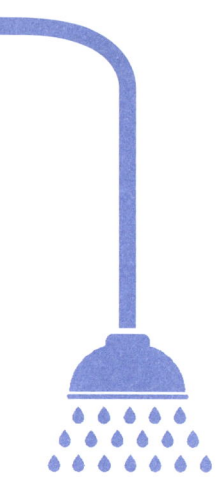

운동법 9.

쭉 뻗은

아름다운 각선미

균형 잡힌 아름다운 다리 만들기

두께뿐만 아니라 형태와 골격의 균형도 다리의 아름다움을 결정짓는 중요한 요소이다. 제아무리 가늘어도 좌우에 차이가 있거나 휜 다리는 아름다움과는 거리가 멀어 보인다.

다리의 각선미를 위해서는 먼저 균형을 잡는 운동을 해야 한다. 다리를 좌우로 뒤트는 동작은 하반신의 골격을 교정하는 데 효과적이다. 탕에서 하면 관절이 이완된 상태이기 때문에 편하게 할 수 있다.

골격의 균형이 잡히는 것만으로도 다리가 아름다워 보이지만, 동시에 근육과 지방이 고르게 붙어 더욱 건강미가 넘친다. 아름다운 다리를 목표로 목욕물을 발로 차는 동작과 함께해 보자.

1. 양다리를 좌우로 쓰러뜨리기

무릎을 세우고 양팔로는 욕조를 잡는다. 양쪽 무릎을 붙이고 다리를 한쪽으로 쓰러뜨린다. 이 상태를 10초간 유지하고 반대쪽도 똑같이 한다. 바닥에 잘 붙지 않는 쪽은 10초를 늘린다.

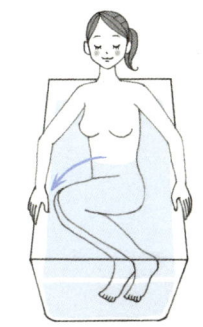

2. 한쪽 다리로 목욕물 차기

일어서서 한쪽 손으로 벽을 짚는다. 발끝까지 쭉 펴고 한쪽 다리로 목욕물을 10회 찬다. 반대쪽도 똑같이 한다.

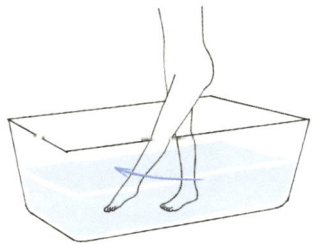

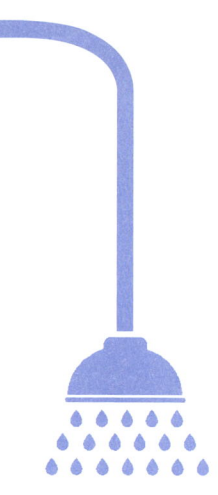

운동법 10.

발목을
가늘게!

발목 운동으로 부기 빼기

발목은 하반신 중에서도 혈액과 림프액이 잘 정체돼서 쉽게 붓는다. 혈액과 림프액의 정체로 단단해진 관절을 풀어 주면 부기가 해소되어 훨씬 가늘어 보인다.

발목의 부기를 해소하려면 목욕과 각욕(55페이지 참고)으로 다리를 따뜻하게 해 주는 것이 효과적이다.

물속에서 발목 운동을 하면 발목이 가늘어지는 효과가 있다. 발목을 돌리고 늘리는 지극히 간단한 동작이지만, 반복하면 발목 관절이 부드러워져서 혈액 순환이 좋아진다. 나아가 잘 붓지 않는 다리가 된다. 다리가 잘 붓는다면 목욕할 때마다 발목 운동을 하는 습관을 들이도록 하자.

1. 빙글빙글 발목 돌리기

물속에서 바깥쪽을 향해 한쪽 발목을 10회 돌린다. 반대쪽도 똑같이 한다.

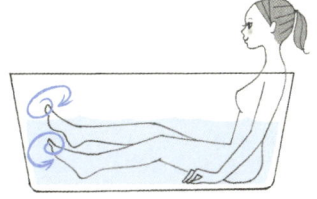

2. 발목을 늘렸다가 당기기

물속에서 다리를 모은 상태로 발목을 쭉 늘리고 5초간 유지한다. 그런 다음 발끝을 몸 쪽으로 당기고 5초간 유지한다. 이 동작을 5회 반복한다.

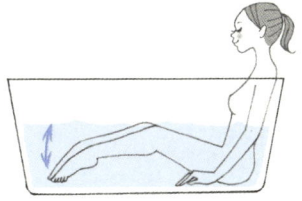

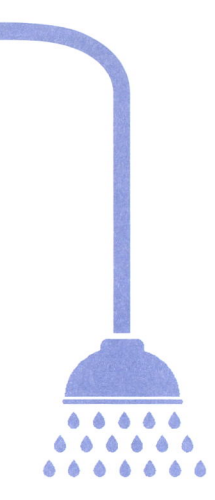

운동법 11.

발바닥
자극하기

전신을 자극해서 몸을 날씬하게 가꾸자

발바닥에는 신체 기관이 투영된 '반사구'가 있어 신체의 각 기관과 연결되어 있다. 그렇기 때문에 반사구를 자극하여 간접적으로 전신에 영향을 줄 수도 있고, 특정 부위를 활성화시킬 수도 있다.

다이어트가 주된 목적일 때는 대사와 소화 활동을 담당하는 반사구를 자극하면 도움이 된다. 엄지발가락 아래쪽에 위치한 갑상선 반사구(①)는 대사량을 높여 주고, 대장과 소장 반사구(②)는 소화력을 향상시키며, 발바닥 중앙에 위치한 반사구(③)는 자율 신경계의 균형을 맞추는 역할을 한다.

자극은 양쪽 엄지손가락으로 눌렀을 때 시원함이 느껴지는 정도가 적당하다. 욕조에 몸을 담그고 자극하면 이완 효과도 상승한다.

1. 발바닥을 자극하는 방법

탕에 몸을 담그고 양반 다리를 하고 앉은 상태에서 엄지손가락에 전신의 체중을 실어서 누른다. 체중이 잘 실리는 위치에 발바닥을 놓고 아래 ①~③의 순서로 누른다.

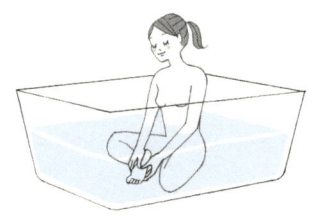

2. 다이어트 효과가 있는 반사구

① 엄지발가락 아래쪽의 살집이 있는 부분을 엄지손가락을 이용해서 화살표 방향으로 압박한다.
② 그림의 발뒤꿈치 부분을 엄지손가락으로 넓게 자극한다.
③ 엄지손가락 전체에 체중을 실어서 발바닥 중앙 부분을 강하게 압박한다.

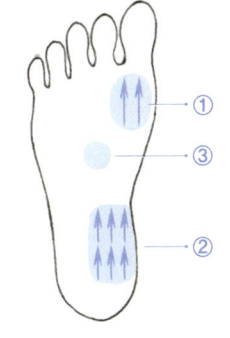

샤워로 다이어트 경혈을 자극하자!

경혈은 손가락뿐만 아니라 샤워기로도 자극할 수 있다. 샤워기의 물살을 세게 한 상태에서 경혈에 대고 2~3분간 따뜻하게 해 주기만 하면 된다. 그렇게 하면 물의 열기와 압력이 경혈을 자극해 준다.

배꼽 주변에 있는 다이어트 특효 경혈을 이 방법으로 자극해 보자.

중완 _ 배꼽에서 손가락 4개 정도 위에 위치한 경혈. 위장 활동을 원활하게 만들어서 지방의 연소를 돕는다.

기해 _ 배꼽에서 손가락 2개 정도 아래에 위치한 경혈. 체내의 기를 모아서 대사량을 높여 준다.

수분 _ 배꼽에서 손가락 1개 정도 위에 위치한 경혈. 혈액과 림프액의 흐름을 촉진하여 부기를 개선해 준다.

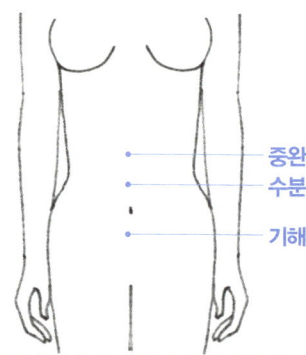

BATH DIET

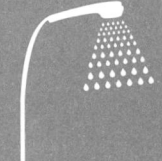

PART 4
**작은 얼굴을 만드는
목욕 마사지**

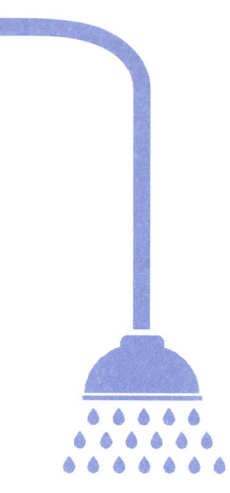

탄력 있는
작은 얼굴
만들기

미모는 관리하기 나름이다

얼굴 크기와 피부 상태는 사람의 전체적인 인상을 좌우한다. 얼굴이 작으면 전체적으로 몸매가 좋아 보이고, 피부가 아름답고 빛나면 실제 나이보다도 젊어 보인다. 반대로 다이어트에 성공해서 체형이 날씬해지더라도 얼굴이 부어 있으면 실제보다 뚱뚱해 보이고, 피부가 푸석푸석하고 칙칙하면 매력도 반감된다.

다이어트를 결심했다면 총체적인 아름다움을 목표로 얼굴도 작게 만들고 피부 상태도 정돈해 보자. 욕심이 과하다고 생각할 수도 있지만 목욕의 장점을 최대한으로 활용하면 실현할 수 있는 일이다.

욕실, 마사지하기 딱 좋은 공간

욕실은 작은 얼굴과 아름다운 피부를 만드는 데 최적의 공간이다. 욕실에 가득한 습기는 마사지 샵에 있는 페이셜 스티머 역할을 한다. 목욕한 뒤 혈액 순환과 대사가 좋아진 상태에서 피부 관리를 하면 전문가에게 받은 것만큼이나 효과가 뛰어나다. 목욕으로 몸과 마음이 이완되면 스트레스로 인해 거칠어졌던 피부도 매끄러워진다.

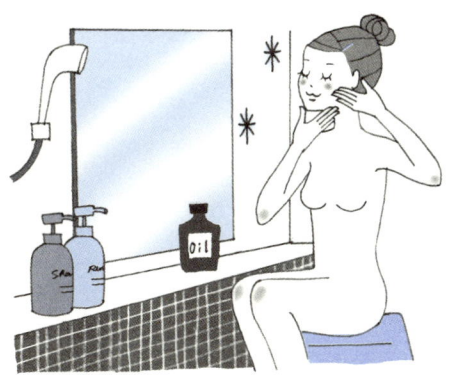

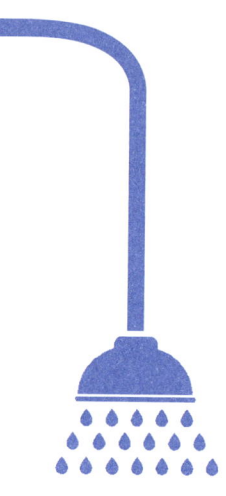

작고

예쁜 얼굴을 만드는

목욕 마사지

네 가지 목욕 마사지 즐기기

이번 장에서는 목욕 중에 할 수 있는 얼굴 마사지를 소개할 것이다. 물론, 다음의 네 가지를 한 번에 할 필요는 없다. 욕조에서 나와 얼굴을 씻으면서 팔자 주름을 예방하는 림프 마사지(98페이지)를 하거나 샴푸 후에 트리트먼트를 하면서 두피 마사지(103페이지)를 하는 등 자신에게 맞는 방법을 선택하면 된다.

림프 마사지 (95~102페이지)

얼굴의 림프 흐름을 고려한 림프 마사지는 얼굴을 작게 만들어 주는 효과가 뛰어나다. 여분의 수분과 노폐물 배출을 촉진해 부기를 해소하고, 얼굴빛을 개선해서 피부를 투명하게 만든다. 마사지할 때는 마사지용 오일을 사용하면 부드럽게 미끄러질 뿐만 아니라 윤기도 좋아진다. 시중에서 파는 제품 중 기호에 맞는 것으로 골라 보자.

두피 마사지 (103~105페이지)

두피와 얼굴은 하나의 피부로 연결되어 있다. 혈액 순환이 나빠지면 얼굴빛이 어두워지고 피부 탄력이 떨어지는데, 기분 좋게 주물러 주면 얼굴에 탄력이 생긴다. 두피 마사지는 두피의 혈액 순환이 원활한 목욕 중 외에 머리를 감으면서도 할 수 있다.

얼굴 경락 마사지 (106~108페이지)

얼굴에는 수많은 경락이 있는데, 경락을 자극하면 신경 쓰이던 부기를 해소할 수 있으며 얼굴에도 탄력이 생긴다. 탕에 몸을 담그고 얼굴을 자극해 작고 생기 있는 얼굴을 만들어 보자.

샤워 마사지(109~110페이지)

아침에 얼굴이 부었을 때나 피곤해 보일 때, 샤워기를 이용해서 재빠르게 부기를 해소할 수 있다. 점심이나 저녁, 그 외에 바쁘지 않을 때도 활용할 수 있는 즉효성이 뛰어난 방법이다.

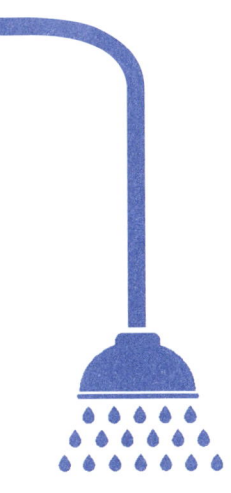

얼굴이

작아지는

림프 마사지

데콜테 케어

목에서 쇄골로 이어지는 데콜테는 여성스러움이 드러나는 곳이다. 하지만 피로와 노화의 영향도 쉽게 나타나는 부위이기 때문에 마사지로 림프액의 순환을 촉진해 주어야 한다. 목과 쇄골 주변에는 림프절이 집중적으로 모여 있다. 이곳을 풀어 주면 얼굴의 노폐물 배출이 촉진돼 얼굴빛이 개선된다.

STEP 1. 쇄골 아래를 마사지한다

목에서부터 데콜테용 오일을 바른다. 손끝으로 쇄골 아래쪽을 중앙에서부터 겨드랑이를 향해 부드럽게 마사지한다. 좌우 번갈아 가면서 각 10회씩 한다.

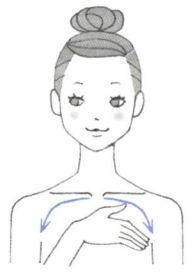

STEP 2. 쇄골 위를 마사지한다

손끝으로 쇄골 윗부분을 어깨 끝에서부터 중앙을 향해 부드럽게 마사지한다. 좌우 번갈아 가면서 각 10회씩 한다.

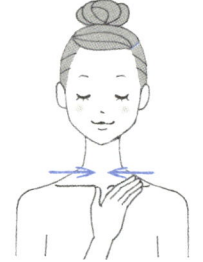

STEP 3. 목줄기를 주먹으로 마사지한다

주먹을 쥐고 귀밑과 목줄기 사이를 위아래로 마사지한다. 올릴 때는 강하게, 내릴 때는 부드럽게 문지르며 10회 왕복한다.

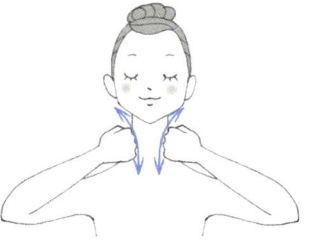

볼 쓸어 올리기

볼이 처지면 얼굴이 늙어 보인다. 나이를 탓하기 전에 마사지로 혈액 순환을 촉진해 탄력과 생기를 회복하자. 그러면 자신도 못 알아볼 정도로 젊어질 것이다.

먼저 턱과 얼굴 중앙부에서 바깥쪽으로 림프액을 흘려보낸다. 그런 다음 양손으로 얼굴을 끌어당겨서 얼굴 전체를 올려 준다.

STEP 1. 턱에서부터 귀밑까지를 마사지한다

얼굴 전체에 마사지용 오일을 바른다. 손끝으로 턱에서부터 귀밑까지를 아래에서 위로 부드럽게 마사지한다. 5회 반복한다.

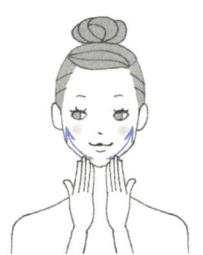

STEP 2. 중앙에서 바깥으로 마사지한다

입꼬리에서 귀밑, 양쪽 코끝에서 귀밑, 이마 중앙부에서 관자놀이로 이어지는 세 부위를 손끝으로 부드럽게 마사지한다. 각 5회씩 반복한다.

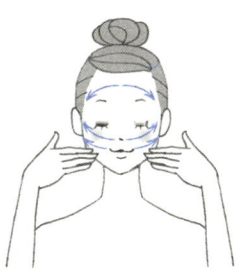

STEP 3. 양손으로 볼을 쓸어 올린다

양쪽 손가락으로 번갈아 가면서 볼을 쓸어 올린다. 살을 끌어당긴다는 느낌으로 리드미컬하

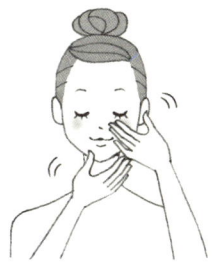

게 좌우의 볼을 각 10회씩 쓸어 올린다.

팔자 주름 예방하기

콧방울과 입꼬리 사이를 연결하는 부위에 생기는 팔자 주름은 볼이 탄력을 잃을수록 선명해진다. 주먹으로 볼을 풀어 주고 가볍게 두들겨서 피부를 활성화시키자. 입꼬리에서부터 귀밑으로 이어지는 부위를 마사지하면 탄력을 강화할 수 있다. 볼 전체를 탄력 있게 가꿔 주는 마사지(97페이지)와 함께하면 효과를 더욱 높일 수 있다.

STEP 1. 주먹으로 볼을 풀어 준다

볼에 마사지용 오일을 바른다. 입꼬리에 주먹을 대고 작은 원을 그리면서 기분 좋은 강도로 풀어 준다. 볼 중앙에서 귀밑으로 이동하면서 세 곳을 각각 5회씩 마사지한다.

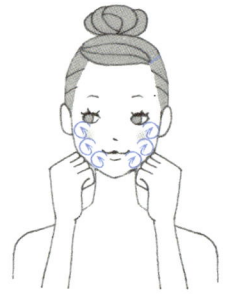

STEP 2. 손가락으로 피부를 두드린다

양쪽 손가락으로 볼을 두드린다. 좌우 볼을 손목으로 가볍고 리드미컬하게 각 10회씩 두드린다.

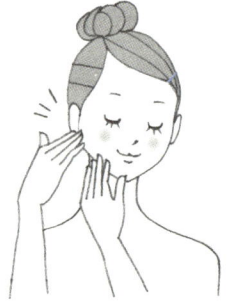

STEP 3. 볼살을 쓸어 올린다

검지와 중지로 입꼬리에서 귀밑을 향해 살을 쓸어 올리듯이 마사지한다. 이를 5회 반복한다.

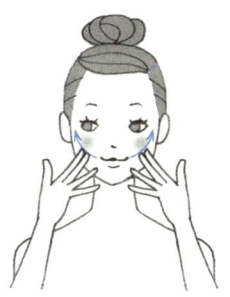

이마 주름 대책

습관적으로 짓는 표정에 피부의 탄력 상실까지 더해지면 이마 주름은 더욱 깊어진다. 눈썹에서부터 머리카락이 나기 시작하는 곳 사이를 골고루 마사지하면 림프액의 흐름이 촉진돼 주름이 잘 지지 않는 촉촉한 피부가 될 수 있다. 두피 마사지(103페이지)를 함께 하는 것도 좋다.

STEP 1. 이마 중앙에서 바깥으로 마사지한다

이마에 마사지용 오일을 바른다. 눈썹에서 관자놀이, 이마 중앙에서 관자놀이로 이어지는 두 부위를 손끝으로 각 5회씩 부드럽게 마사지한다.

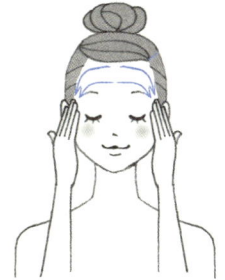

STEP 2. 이마를 쓸어 올린다

눈썹 위에서 머리의 경계선까지 손가락 세 개를 이용해서 부드럽게 쓸어 올린다. 이를 10회 반복한다.

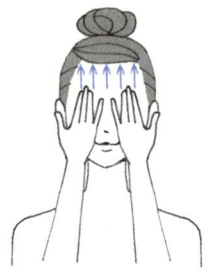

STEP 3. 머리의 경계선 부분을 풀어 준다

관자놀이를 손끝으로 마사지해서 풀어 준다. 머리의 경계선을 따라 조금씩 올라가면서 다섯 군데 정도를 각 5회씩 마사지한다.

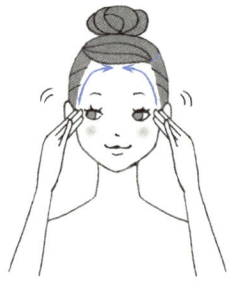

눈가 관리하기

눈가가 푸석푸석하고 눈꺼풀이 부어 있으면 눈이 작아 보인다. 그러면 얼굴까지 커 보일 수 있으므로 주의해야 한다. 반대로 눈이 크면 얼굴도 작아 보인다. 림프 마사지로 정체됐던 수분과 노폐물을 제거하여 시원하게 반짝 뜨인 매력적인 눈을 만들어 보자. 눈가 마사지는 주름과 다크서클 예방에도 도움이 된다.

STEP 1. 눈 주변을 부드럽게 마사지한다

마사지 오일을 눈 주변에 바른다. 중지를 이용해 화살표 방향으로 부드럽게 원을 그리면서 각 5회씩 마사지한다.

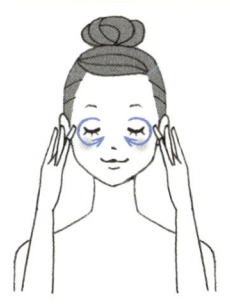

STEP 2. 눈썹 위와 눈 아래를 마사지한다

엄지를 제외한 네 손가락으로 눈썹 위와 눈 아래 부위를 중앙에서 바깥쪽으로 부드럽게 각 5회씩 마사지한다.

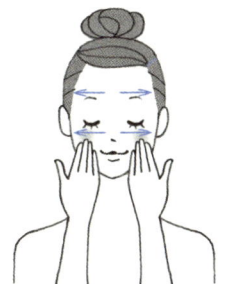

STEP 3. 눈두덩을 따뜻하게 감싼다

손바닥으로 눈두덩을 감싸고 부드럽게 누른다. 그대로 30초간 유지한다.

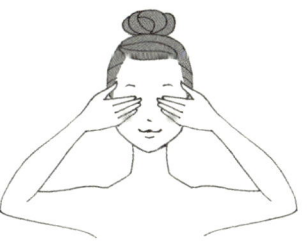

입술 관리

입술이 반짝이면 얼굴 전체에 대한 호감도가 상승한다. 아무리 미인이더라도 입술이 건조하면 아름다워 보이지 않는다. 마사지로 혈액 순환을 촉진하고 안에서부터 촉촉하게 차오른 혈색 좋은 입술을 만들자. 단, 입술은 피부가 얇고 민감한 부위이므로 가볍고 부드럽게 문지르듯이 마사지해야 한다.

STEP 1. 입꼬리를 위아래로 마사지한다

입술과 그 주변에 마사지용 오일을 듬뿍 바른다. 입을 살짝 열고 중지를 이용해서 입꼬리를 위아래로 문지른다. 가볍게 5회씩 반복한다.

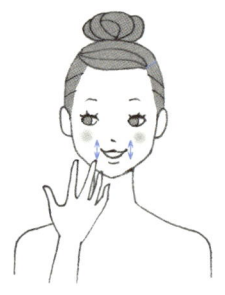

STEP 2. 원을 그리면서 입술을 마사지한다

중지로 입술의 한쪽 끝에서부터 원을 그리며 마사지한다. 반대쪽 끝까지 갔으면 반대 방향으로 마사지하면서 돌아온다. 위아래 모두 2회씩 왕복한다.

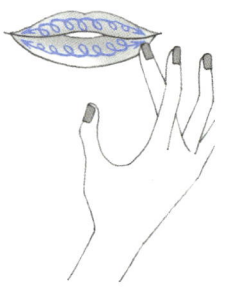

STEP 3. 입술의 위아래를 마사지한다

중지로 입술을 왕복하면서 부드럽게 마사지한다. 입술 바깥 부분도 마사지한다. 위아래 모두 2회씩 왕복한다.

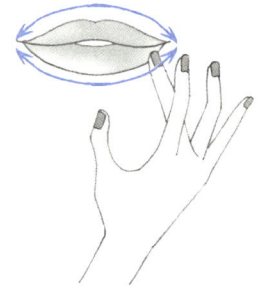

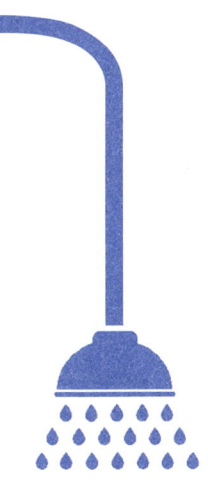

혈색이

밝아지는

두피 마사지

두피 혈류 상승

두피는 스트레스 및 눈의 피로 등으로 쉽게 단단해진다. 기분 좋은 마사지로 두피를 부드럽게 유지한다면 어떨까. 두피의 혈류가 개선되면 두피와 한 장의 피부로 연결된 얼굴의 혈액 순환이 좋아져 얼굴빛도 밝아진다. 비듬이나 머리카락이 가늘어지는 등의 모발 문제점도 상당히 개선된다.

STEP 1. 가르마를 벌린다

양쪽 손가락을 가르마에 대고 두피를 움켜쥐듯이 가르마를 세게 벌리면서 마사지한다. 이를 10회 반복한다.

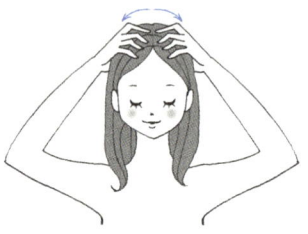

STEP 2. 두피를 크게 움직인다

손바닥으로 두피 전체를 감싸고 천천히 크게 원을 그리듯이 정수리부터 후두부까지 마사지한다. 두피가 움직이도록 신경 써서 마사지한다.

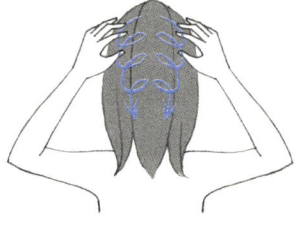

STEP 3. 뜨거운 수건으로 감싼다

뜨거운 수건(뜨거운 물에 담갔다가 짠 수건)을 머리에 두르고 10분간 있는다. 그동안 샤워하거나 목욕을 해도 좋다.

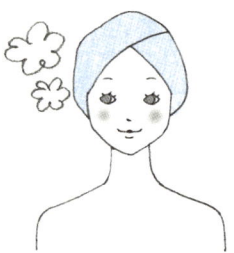

얼굴 탄력

두피는 얼굴 피부를 지탱하기 때문에 두피가 탄력을 잃으면 얼굴에 주름을 만들고 같이 탄력을 잃게 한다. 반대로 두피가 탄력을 회복하면 얼굴에도 탄력이 생긴다. 머리를 감을 때 시간을 조금 더 투자해 두피와 얼굴에 탄력을 더해 보자.

STEP 1. 두피를 주먹으로 문지른다

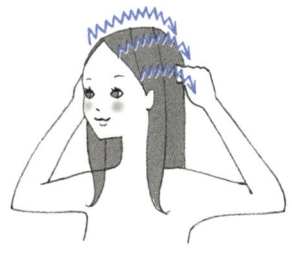

그림과 같이 앞에서부터 후두부까지 주먹으로 문지른다. 기분 좋은 강도로 5회 반복한다.

STEP 2. 후두부를 누른다

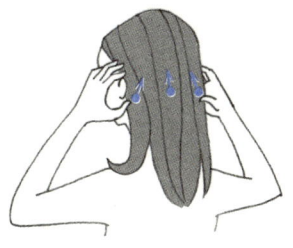

뒷목의 양옆에 쑥 들어간 부분을 머리 중앙부를 향해 양손 엄지로 밀어 올린다. 뒷목 중앙의 쑥 들어간 부분에 양손 엄지를 겹쳐서 대고 머리 중앙부 쪽으로 밀어 올린다. 각 5회씩 반복한다.

STEP 3. 두피를 들어 올린다

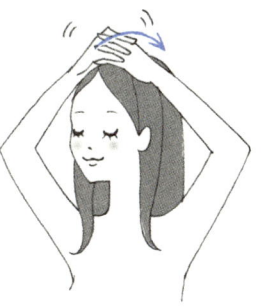

깍지 낀 손을 이마에 대고 두피를 들어 올리듯이 뒤쪽으로 민다. 조금씩 위치를 바꾸면서 반복해서 뒤로 당긴다.

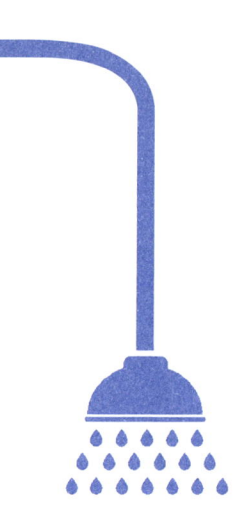

얼굴에
생기를 더하는
경락 마사지

탄력 있는 얼굴 만들기

얼굴에 있는 많은 경혈 중에 부기 해소와 탄력 회복에 도움이 되는 경혈을 자극해서 얼굴을 작게 만들어 보자. 목에 있는 '천용', '천유', '천창'은 부기를 해소해 주고, 광대뼈 밑에 있는 '관료'와 입 주변의 '지창'은 탄력을 회복해 준다. '찬죽'은 눈 주변의 부기와 잔주름에 효과적이다. 경혈을 자극하면 얼굴의 혈액 순환이 좋아져서 표정까지도 밝아진다.

STEP 1. 목의 경혈을 자극한다

아래턱뼈 밑에 있는 '천용', 귀의 아래 옆쪽에 있는 '천유', 목의 굵은 근육 뒤에 있는 '천창'을 순서대로 검지와 중지로 각 5회씩 작은 원을 그리면서 마사지한다.

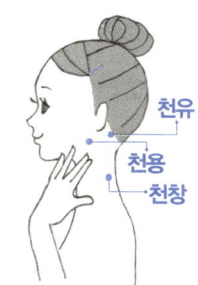

STEP 2. 광대뼈 밑의 경혈을 자극한다

광대뼈 아래쪽의 각진 부분 밑에 있는 '관료'를 검지로 작은 원을 그리면서 5회 마사지한다.

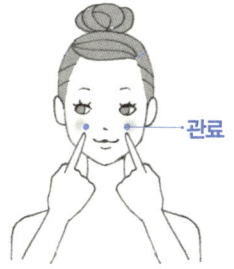

STEP 3. 입가와 눈가의 경혈을 자극한다

입꼬리 바로 옆에 있는 '지창', 눈썹 바로 앞에 있는 '찬죽'을 검지로 작은 원을 그리면서 5회 마사지한다.

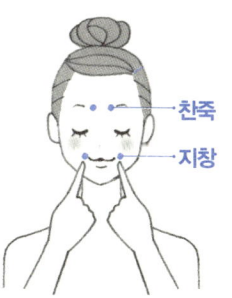

얼굴빛 밝게 만들기

얼굴빛이 밝아지면 인상이 훨씬 젊어 보인다. 주름과 얼굴빛 개선에 도움이 되는 경혈을 자극해 얼굴빛을 투명하게 하자. 관자놀이에 있는 '태양'과 턱 위쪽에 있는 '하관', 콧방울 옆에 있는 '영향'

은 얼굴의 혈류를 촉진해서 칙칙한 피부를 개선해 준다. 약지에 있는 '관충'은 호르몬의 균형을 맞춰 주어 피부를 깨끗하게 해 준다.

STEP 1. 관자놀이의 경혈을 자극한다

관자놀이에 있는 '태양'에는 검지를 대고, 입을 열었다가 닫을 때 느껴지는 턱 위쪽 뼈의 '하관'에는 엄지를 댄다. 머리를 옆으로 기울여서 머리 무게를 손가락에 싣는다. 2초간 눌렀다가 힘 빼는 것을 5회 반복한다. 반대쪽도 동일하게 한다.

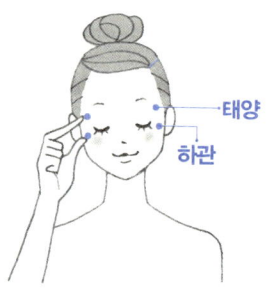

STEP 2. 콧방울 옆의 경혈을 자극한다

양쪽 검지를 콧방울 옆에 있는 '영향'에 댄다. 얼굴을 앞으로 기울여서 머리 무게를 손가락에 싣는다. 2초간 눌렀다가 힘 빼는 것을 5회 반복한다.

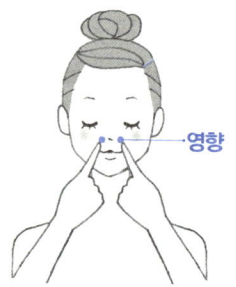

STEP 3. 약지에 있는 경혈을 자극한다

약지 손톱의 바깥쪽 위에 위치한 '관충'을 반대쪽 검지로 잡고 10초간 누른다. 반대쪽도 동일하게 한다.

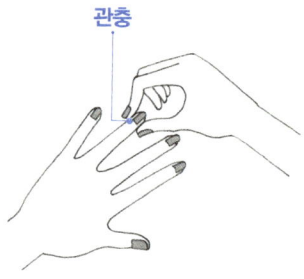

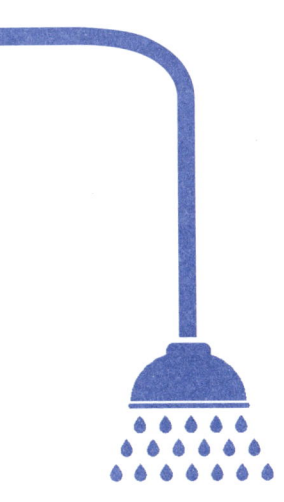

즉시

부기를 빼 주는
샤워 마사지

상쾌하게 일어나기

전날의 피로와 기상 직후의 부기가 신경 쓰이는 날에는 샤워로 한 번에 해결하자. 정신을 맑게 하는 요령은 목뒤에서부터 샤워를 시작하는 것이다. 목뒤를 자극하면 전신의 혈액 순환이 순식간에 좋아져서 몸이 각성된다. 그 후에 얼굴을 샤워하면 부기까지 말끔하게 해소할 수 있다.

STEP 1. 목뒤를 샤워한다

물의 온도를 다소 뜨거운 42도로 설정하고 뒷목(경추)이 따뜻해지도록 샤워기로 약 20초간 뿌린다.

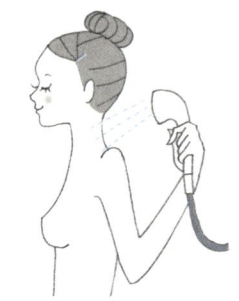

STEP 2. 얼굴 전체를 샤워한다

온도를 42도로 유지한 채 턱에서 관자놀이, 코에서 관자놀이, 이마 중앙부에서 관자놀이 사이에 물을 뿌린다.

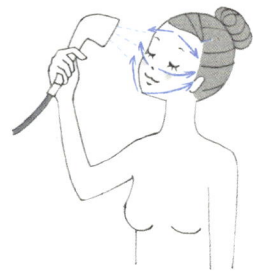

STEP 3. 얼굴을 냉수 샤워한다

18도 전후의 냉수로 약 3~5초간 재빠르게 얼굴을 샤워한다.

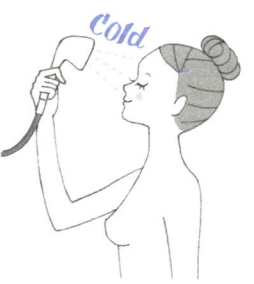

목욕으로 인한 피부 트러블 예방하기

대부분의 사람이 편안한 마음으로 목욕을 하면 몸에는 물론 피부에도 좋을 거라고 막연하게 생각한다. 확실히 목욕을 하면 모공이 열리고 피지 분비가 활성화돼 피부가 촉촉해진다. 하지만 오랫동안 물에 몸을 담그고 있으면 피부의 보습 성분이 녹을 수도 있다. 피부를 지키기 위해서는 다음의 사항을 주의하자.

씻을 때는 세게 문지르지 않는다 _ 목욕을 하면 피부 표면을 보호하는 각질이 수분을 흡수하게 된다. 수분을 흡수한 각질은 팽창돼서 손상되기 쉽다. 문질러서 피부에 상처가 생기면 피부가 건조해지는 원인이 된다.

충분히 거품을 내서 씻는다 _ 거품이 잘 나는 비누나 바디 워시를 준비해서 거품으로 부드럽게 씻는다.

목욕 후에는 부드럽게 물기를 닦는다 _ 얼굴과 몸을 닦을 때는 수건으로 세게 문지르지 않도록 주의한다.

목욕 다이어트
BATH DIET

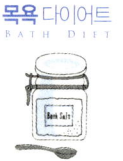

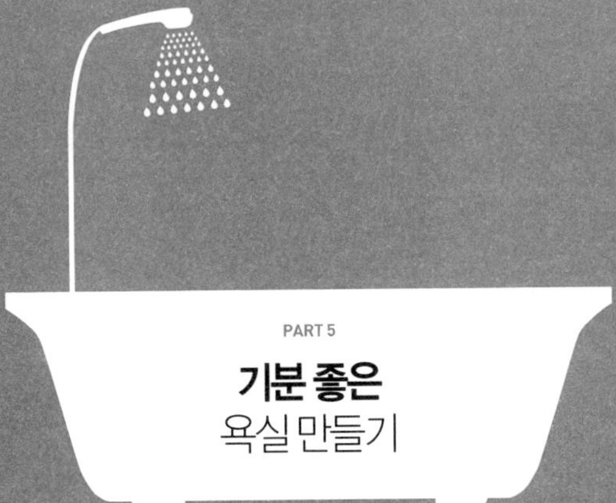

B A T H   D I E T

PART 5
기분 좋은
욕실 만들기

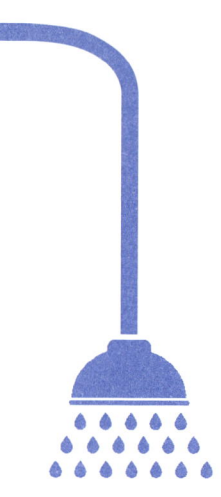

쾌적한

욕실

만들기

오래 있고 싶은 공간으로 꾸미자

책에서 소개한 다이어트 목욕법을 실천하면 점차 날씬한 몸매에 가까워진다. 하지만 '살이 빠졌다!'고 확실하게 느끼려면 어느 정도의 기간이 필요하다. 적어도 1개월에서 수개월 동안은 지속해야 한다. 요요를 막고 살이 찌지 않는 체질을 계속 유지하려면 장기적인 계획이 필요하다.

목욕은 생활 습관 중 하나이기 때문에 꾸준히 하기가 쉽다. 지금까지 목욕 대신 간단하게 샤워만 해 왔거나, 목욕은 했지만 짧게 끝마쳤던 사람은 오래 목욕하는 습관을 들일 수 있을지 걱정할 수도 있다. 그럴 때는 욕실의 색상과 향에 변화를 주어 기분 전환을 해 보자. 다이어트 의욕을 고취시키는 제품을 찾아 오래 목욕할 수 있는 방법을 강구해 보자.

오감 자극으로 다이어트 효과 높이기

입욕제와 아로마 오일, 목욕 용품, 배경 음악 등은 욕실 분위기를 좋게 하는 데 도움이 된다. 이것들은 사용법에 따라 오감에 영향을 주어 대사를 활성화하고 다이어트 의욕을 높여 준다. 효과적인 활용 방법을 통해 쾌적하게 목욕하고 다이어트에도 성공하자.

매일 목욕 시간이 기다려진다면 다이어트는 자연히 오래 지속될 것이다. 이어지는 다음의 여러 아이디어 중에서 마음에 드는 것을 골라 가벼운 마음으로 도전해 보자.

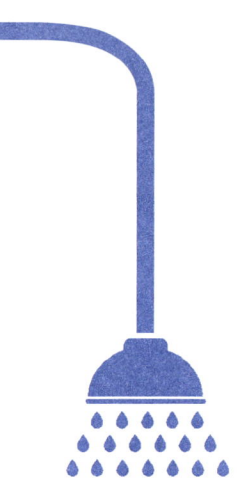

마음에 드는 입욕제를 사용하자

입욕제를 넣으면 물이 부드러워진다

입욕제를 넣으면 편안한 분위기가 한층 고조된다. 입욕제에는 물을 부드럽게 만드는 기능이 있어서 수돗물이 피부에 주는 자극을 줄여 준다. 입욕제를 넣은 물은 아무것도 넣지 않은 물보다 몸을 더 편안하게 만들어 준다.

시중의 다양한 입욕제를 성분에 따라 크게 분류하면 다음과 같다. 각자의 목적 혹은 기호에 맞는 것으로 선택해 보자.

(입욕제 성분이 피부를 코팅하여 목욕 후에도 보온 및 보습이 유지되므로 목욕 후에는 그대로 나오거나 가볍게 물만 끼얹고 끝내는 것이 좋다.)

입욕제의 종류와 선택법

몸이 오래도록 따뜻한 '무기염류 계열' 피부에 얇은 막을 형성하여 열이 새어 나가는 것을 막아 오래도록 몸을 따뜻하게 해 주는 것이 특징이다.	**신진대사를 촉진하는 '탄산가스 계열'** 발포성 입욕제이다. 탄산가스에 의한 혈관 확장 작용으로 혈류량이 증가하고 전신의 신진대사가 촉진된다. 냉증 개선에도 좋다.
식물의 약효를 살린 '약용 식물 계열' 한방 약재 및 식물과 같은 천연 성분을 사용한 입욕제이다. 식물의 종류에 따라서 효과가 다르다. 발한 작용이 있는 고추 진액을 비롯하여 다이어트 효능이 있는 성분을 배합한 것도 있다.	**화장품 성분이 배합된 '스킨케어 계열'** 피부를 촉촉하게 하는 보습 성분 등 피부를 아름답게 가꾸어 주는 성분이 배합된 입욕제이다. 피부가 건조한 사람이나 목욕으로 피부를 관리하고 싶은 사람에게 적합하다.

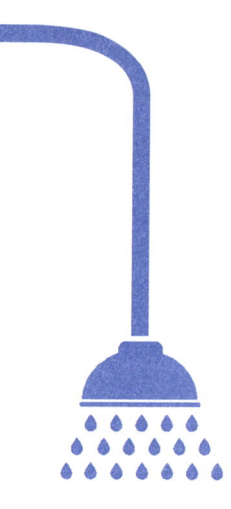

입욕제
만들기

손쉽게 만드는 간단 레시피

다양한 입욕제가 판매되고 있지만, 자신이 쓸 입욕제를 직접 만드는 일은 목욕만큼 즐겁다. 주변에 있는 재료로 간단하게 만들 수 있고 돈도 별로 들지 않는다는 것도 장점이다. 간편하게 하고 싶을 때는 마시고 남은 청주를 부어 몸속 깊은 곳까지 따뜻하게 덥힐 수 있다.

땀을 충분히 흘리고 싶을 때는 소금으로 만드는 바스 솔트를 추천한다. 미네랄 함량이 높은 천일염을 사용하면 땀이 많이 나올 뿐만 아니라 몸의 열기도 오래 유지된다.

  소다로 만든 바스 봄은 물에 넣으면 부글부글하고 탄산가스 거품을 뿜어 혈액 순환을 촉진한다. 비누와 같은 약알칼리성이라 노폐물이 깨끗하게 씻겨서 피부도 매끄러워진다.

부글부글 바스 봄

- **재료(1회분):** 소다 70g, 구연산 45g, 물 소량
- **만드는 법 & 사용법:** 소다와 구연산을 볼에 넣고 잘 섞는다. 그대로 물에 넣고 목욕을 해도 좋다. 모양을 만들 때는 반죽에 물을 조금씩 부어 가며 손가락으로 눌렀을 때 단단할 정도로 만든다. 반죽이 완성되면 틀에 넣거나 손으로 동그랗게 만들어서 하루~하루 반나절 가량 건조시킨다. 취향에 따라서 소량의 오일을 (다이어트 효능이 있는 오일은 122페이지 참조) 첨가하면 향기도 동시에 즐길 수 있다.

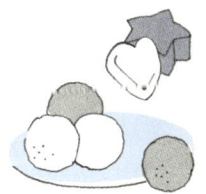

간단한 바스 솔트

- **재료(1회분):** 천일염 50g, 로즈마리 에센셜 오일 3방울, 레몬 에센셜 오일 2방울

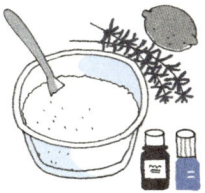

▸**만드는 법 & 사용법**: 천일염에 에센셜 오일을 넣고 섞으면 완성된다. 목욕은 소금이 물에 완전히 녹은 후에 하는 것이 좋다.

니혼슈 목욕

▸**재료(1회분)**: 청주 200ml 가량

▸**만드는 법 & 사용법**: 마시고 남은 것이나 요리용 청주 1컵을 욕조에 따르고 목욕한다. 와인 및 샴페인 등으로 대체할 수도 있다.

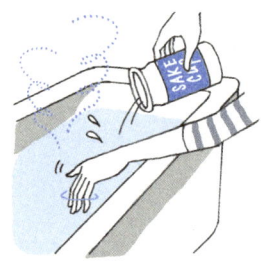

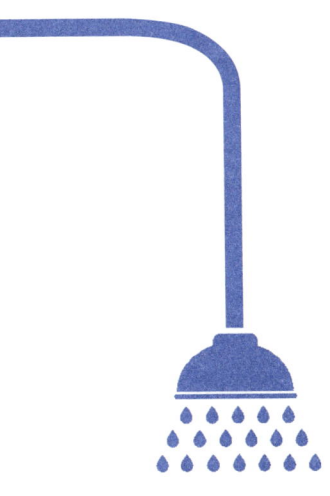

다이어트를

돕는

향기

다이어트를 돕는 식물의 향기

식물에서 추출한 100퍼센트 천연 에센셜 오일은 대사를 촉진하고 부기를 해소하는 등 다이어트에 도움이 되는 효능이 있다. 또한 심신을 안정시키는 작용을 해 다이어트의 적인 스트레스와 짜증을 완화해 주는 효과가 있다. 에센셜 오일의 좋은 향기를 맡으며 다이어트 목욕법의 효과를 높여 보자.

오일의 양은 전신욕일 경우에는 최대 6방울, 반신욕일 경우에는 최대 4방울을 떨어뜨려 잘 섞은 뒤에 목욕한다. 피부가 민감한 사람은 바스 솔트(119페이지)와 함께 사용하면 자극을 줄일 수 있다. 각욕(55페이지)을 할 때도 탕에 에센셜 오일을 2~3방울 떨어뜨리면 습기와 함께 향기가 퍼져서 공간을 기분 좋게 만들어 준다.

다이어트에 좋은 에센셜 오일	
자몽 우리에게 친숙한 감귤 계열의 향기이다. 부기 해소에 탁월하며 지방 분해를 촉진하는 효능이 있다.	**레몬** 혈액 순환 촉진과 살균 작용으로 공간과 피부 정화에 도움이 된다. 향기로 인한 리프레쉬 효과도 있다.
로즈마리 청량감 있는 향기가 몸을 활성화시킨다. 몸을 따뜻하게 해 주는 효능도 있어 냉증 개선 및 저혈압인 사람에게 좋다.	**주니퍼베리** 진gin을 만들 때 사용하는 향기이다. 체내의 불필요한 수분과 독소 배출을 촉진한다.
블랙 페퍼 혈액 순환과 발한을 촉진한다. 요리에 많이 사용되는 매콤한 향기가 심신을 따뜻하게 해 준다.	**사이프러스** 삼림욕을 하는 듯한 기분을 느끼게 해 주는 수목 계열의 향기이다. 부기를 해소해 준다.

※ 피부가 민감한 사람은 에센셜 오일을 사용하기 전에 반드시 패치 테스트를 하도록 한다. 에센셜 오일을 베이스 오일로 1퍼센트 이하의 농도로 희석해 피부에 소량 묻혔을 때, 피부가 빨갛게 되면 사용을 자제한다.

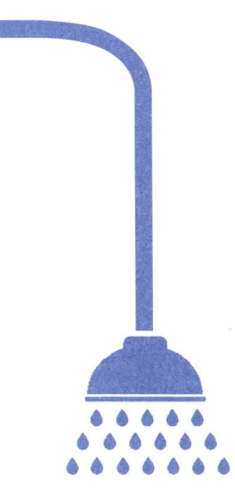

날씬해지는

욕실
인테리어

식욕 억제에는 '차가운 색상'

향기와 마찬가지로 욕실의 색상도 심신에 영향을 주는 요소 중 하나이다. 특정 색상을 바라보면 그 색의 자극이 눈을 통해 뇌로 들어와서 식욕을 억제하고 스트레스를 해소해 주기도 한다.

욕실 인테리어를 할 때 이러한 부분을 고려해서 소품을 선정하는 것도 좋은 방법이다. 다이어트에는 식욕 억제 작용을 하는 파란색이나 하늘색 같은 차가운 계열이 도움이 된다. 반대로 빨강이나 오렌지 등의 따뜻한 계열은 식욕을 자극한다. 다이어트를 하고 싶은데 식욕을 억제하기 힘든 사람은 가급적 따뜻한 계열의 색상은 피하고 차가운 색상의 용품을 욕실에 비치하자.

심신 안정에 효과적인 '보라색, 초록색'

보라색은 심신 안정에 효과적이다. 다이어트로 인한 짜증을 진정시키고 평온한 마음을 회복하는 데 도움이 된다.

초록색은 심신의 균형을 맞춰 주는 색상이다. 피로가 쌓였을 때 바라보면 활기를 되찾을 수 있다. 욕실을 관엽 식물로 꾸미는 것도 좋은 방법이다.

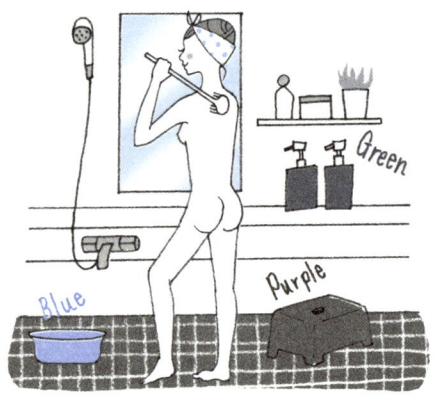

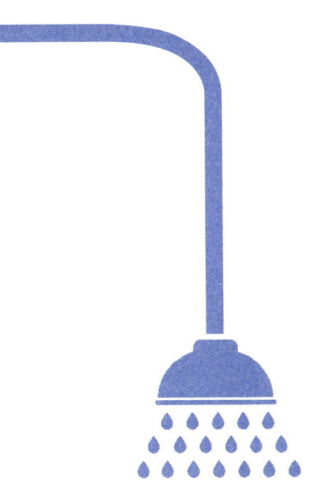

음료수를

준비하자

수분 보충으로 독소 배출을 촉진

다이어트를 위해서 오래 목욕할 때는 반드시 수분을 보충해야 한다. 목욕으로 땀을 흘리면 체내 수분이 부족해지는데, 그러면 혈액이 끈적해지고 소변이 진해져서 신장에 부담이 갈 수도 있다.

일반적으로 40도의 탕에서 10분간 목욕하면 약 500cc의 땀을 흘리게 된다. 땀으로 빠져나간 만큼의 수분을 보충해야 몸에 부담이 덜 갈 뿐 아니라 남은 수분이 배출돼 독소 배출도 원활해진다.

수분은 마시는 즉시 흡수되지 않으므로 목욕하기 전에 미리 1컵 정도 물을 마셔 두면 좋다. 욕실에도 음료수를 가지고 들어가 목욕 중에도 조금씩 마시도록 한다.

평상시에도 틈틈이 수분 보충

목욕하기 전과 목욕 중에는 물을 마시는 것으로도 충분하다. 이때, 물의 종류만큼 효능도 각기 다르다. 경수 미네랄 워터를 마시면 땀으로 배출된 미네랄을 보충할 수 있다. 탄산수는 변비를 해소하고 피로 회복을 돕는다. 중요한 것은 무엇을 마시든 목욕으로 따뜻해진 몸이 차가워지지 않도록 상온과 비슷한 온도로 마시는 것이다.

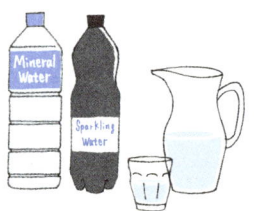

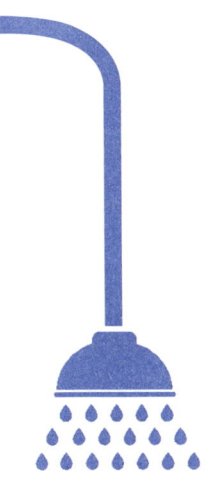

다이어트에

도움이 되는

음악

빠른 노래로 대사를 활발하게!

좋아하는 음악을 들으며 즐기는 목욕 시간은 지극히 행복한 순간이다. 눈을 감고 소리의 세계에 몸을 맡기면 몸과 마음이 부드럽게 이완된다.

음악은 지금까지 오래 목욕하는 습관이 없었던 사람에게 목욕을 질리지 않고 즐기게 하는 좋은 도구가 될 것이다. 방수 기능이 있는 제품을 이용하면 욕실에서도 음악을 들을 수 있다.

음악은 듣고 싶은 곡으로 선정하는 것이 기본이지만, 다이어트를 위한 배경 음악으로는 락이나 라틴 음악과 같은 빠른 박자의 곡을 추천한다. 이런 노래는 교감 신경을 자극해 대사량을 높일 뿐아니라 아침에 기상할 때도 효과적이다.

편안한 음악으로 욕실에서 힐링하기!

스트레스로 몸과 마음이 지쳤을 때나 폭음, 폭식을 하고 싶을 때는 마음을 안정시켜 주는 느린 음악을 듣도록 하자. 파도 소리나 새가 지저귀는 자연의 소리를 모은 음악, 모차르트와 같은 클래식 음악은 치유 효과가 뛰어나다. 부교감 신경을 활성화시켜서 자율 신경의 균형을 맞춰 주고, 스트레스 호르몬을 저하시킨다.

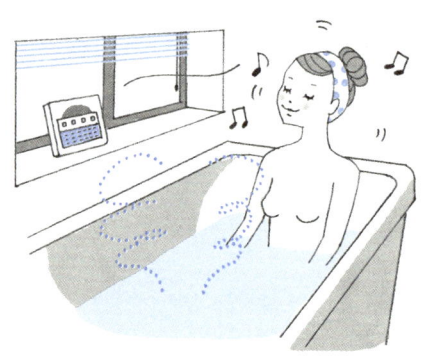

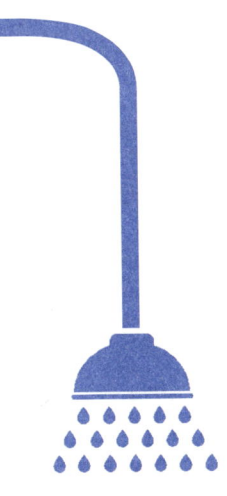

욕실,
나만의
즐거운 공간이 되다

취향에 딱 맞는 공간으로 꾸미기

욕실은 완벽하게 개인적인 공간이다. 남의 시선을 신경 쓰지 않고 하고 싶은 것을 자유롭게 할 수 있는 장소이다.

'구석구석 씻어야 해!', '다이어트를 해야 돼!'와 같은 의무감보다는 취미로 목욕을 즐긴다고 생각하면 어떨까. 욕실을 쉬는 공간으로 생각한다면 목욕하는 시간이 더욱 즐거워질 것이다.

욕실에서 할 수 있는 대표적인 취미로는 DVD 감상이 있다. DVD

감상은 오래 목욕하기의 친구로 적합하다. 특히 해외 드라마 시리즈물은 편당 길이도 적당해 좋다. 장편 영화는 보기 시작하면 도중에 끊기가 쉽지 않으므로 목욕 전에 중간까지 보고, 나머지는 욕조에서 목욕을 즐기면서 보는 것도 하나의 방법이다.

편리한 도구들 활용하기

　독서를 좋아하는 사람은 독서 받침대를 이용하면 편리하다. 시중에 판매하고 있는 받침대의 종류는 유형별로 다양해 본인에게 맞는 것으로 구매하면 된다.
　목욕하면서 휴대폰을 쓰고 싶다면 방수 기능이 있는 커버를 추천한다.

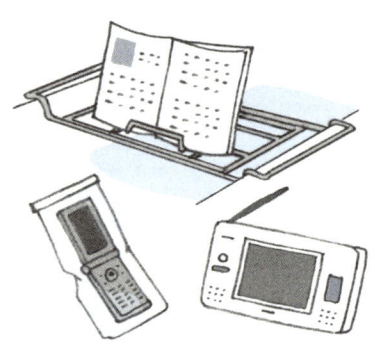

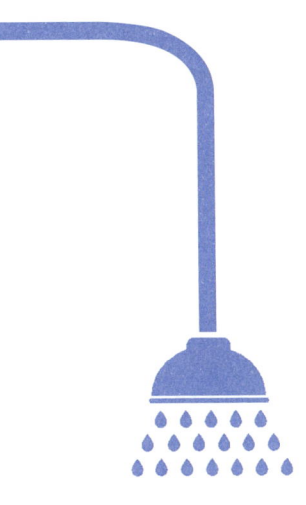

목욕 용품으로
목욕 시간을
즐겁게

자투리 시간 활용법

목욕 시간을 더 즐겁게 만들려면 목욕 용품에 주목해 보자. 다이어트에 도움이 되는 화장품, 재미있는 형태의 마사지 용품 등 그 종류는 다양하다. 다이어트에 동기를 부여하고 의욕을 높이기 위해서라도 마음에 드는 목욕 용품을 찾아보자.

특히 다이어트 효과가 뛰어난 고온 반복욕(38페이지)을 할 때는 뜨거운 물이 몸에 주는 부담을 줄이기 위해 2~3분마다 탕에서 나와 몸을 식혀야 한다. 이런 자투리 시간에는 몸을 씻거나 머리를 감고, 피부 관리를 해도 좋다.

목욕용 화장품

발한 및 다이어트 효과가 있는 성분을 배합한 것이 적합하다. 다이어트 효과를 자랑하는 세트는 시각적으로도 다이어트 의욕을 높여 준다.

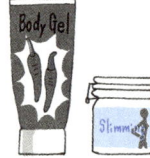

마사지 용품

살살 굴리면 울퉁불퉁한 롤러가 피부를 자극하면서 마사지를 도와준다. 종류로는 롤러 사이에 얼굴을 끼고 사용하는 마사지기, 어깨 전용 마사지기 등이 있다.

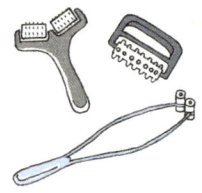

샤워 헤드

수압을 조절해서 마사지 효과를 내는 것은 물론이고, 물줄기를 하나로 모아서 경혈을 자극하는 것도 있다. 기능이 모아진 헤드로 교체하는 것도 좋은 방법이다.

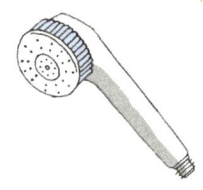

목욕 후에는 철저한 보습이 중요!

목욕을 하면 노폐물과 함께 피부의 피지까지 씻겨 나간다. 뜨거운 물일수록, 목욕을 오래 할수록 많은 피지가 씻겨 나가기 때문에 목욕 후에는 피부가 건조해질 수 있다. 책에서 소개한 목욕법을 따라 오래 목욕하거나 뜨거운 물로 목욕했을 때는 다음의 순서대로 보습을 하도록 한다.

보습용 화장품 준비 _ 바구니에 담아 가지고 들어가면 목욕 후에 바로 스킨 케어를 할 수 있다.

얼굴 먼저 수분 공급 _ 물기를 닦은 후에 로션을 손바닥이나 화장 솜에 덜어 얼굴에 충분히 발라서 수분을 보충한다.

전신을 촉촉하게 _ 스프레이 타입의 바디 미스트가 있으면 전신을 촉촉하게 할 수 있어서 편리하다.

유분 막 씌우기 _ 특히 건조한 부위에는 크림이나 오일을 바른다.

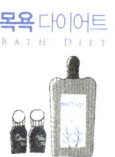

목욕 다이어트
BATH DIET

BATH DIET

PART 6
목욕 후
날씬해지는 습관

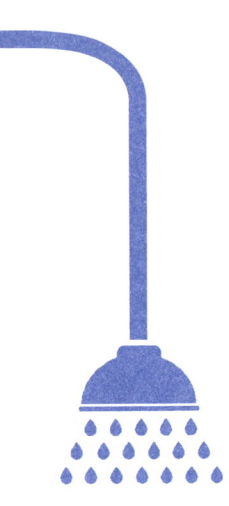

목욕 후에

마시기 좋은

음료

목욕 후에는 무엇을 마시면 좋을까

목욕 전과 목욕 중에 수시로 수분을 보충하는 것은 탈수 예방은 물론 발한을 촉진하기 위해서도 중요하다. 목욕 후에 땀으로 빠져나간 수분을 제대로 보충하는 것은 대사 상승을 위한 열쇠이다.

욕실에서 나오면 냉장고로 뛰어가서 시원한 맥주를 상쾌하게 들이켜고 싶겠지만 아무쪼록 꾹 참기를 바란다. 목욕으로 몸이 따뜻해지면 대사 활동이 활발해져 미용에 좋은 성분을 적극 흡수하려는 상태가 된다. 이러한 이점을 적극 활용하기 위해서라도 차가운 주스나 맥주보다는 상온에 두었던 물이나 허브 차를 마실 것을 권한다. 허브 차는 상온에 식을 수 있도록 목욕하기 전에 미리 준비해 둔다.

허브차

기초 대사량 상승 효과가 있는 펜넬이나 마테, 비타민C를 보충할 수 있는 로즈힙이나 히비스커스가 들어간 것을 추천하다.

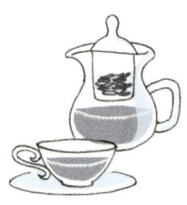

식초 음료

아미노산이 풍부한 식초는 다이어트 효과가 뛰어나다. 사과 식초, 흑초, 곡물 식초 등 입맛에 맞는 식초를 물에 타서 5배로 희석한 다음 꿀을 1~2티스푼 넣는다. 얼음을 넣지 않고 상온으로 마신다.

진저티

홍차에 몸을 따뜻하게 해 주는 생강을 넣으면 대사력을 높이는 데 좋다. 이때, 생강은 손가락

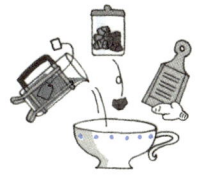

한 마디 크기를 갈아서 넣으면 된다. 그대로 마시기 힘든 사람은 흑설탕을 넣어도 좋다.

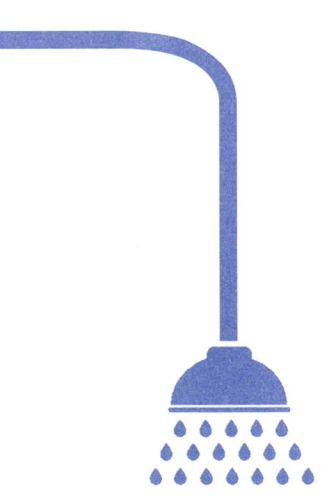

목욕 후에는
마사지 효과가
좋다

신경 쓰이는 부위 집중 관리

목욕 후에는 근육과 지방이 이완돼 마사지를 할 최적의 타이밍이다. 마사지에는 지방 연소를 돕는 효과가 있어서 지속하면 해당 부위에 탄력이 생길 뿐만 아니라 정신적으로도 좋다. 목욕 후에 마사지하는 습관을 길러 몸과 마음을 동시에 관리해 보면 어떨까.

여기서 포인트는 마사지할 부위에 마사지용 오일이나 바디 크림을 듬뿍 발라 마찰로부터 피부를 보호하는 데 있다. 마사지를 할 때는 옷을 벗어도 춥지 않도록 방 온도를 조절하고, 편안하게 쉴 수 있는 공간에서 하도록 한다.

1. 종아리 쓸어 올리기

한쪽 무릎을 세우고 앉아서 양손으로 발을 감싼다. 손바닥으로 압박을 가하면서 무릎 쪽으로 천천히 쓸어 올린다. 기분 좋게 아픈 정도의 강도로 5회 반복한다.

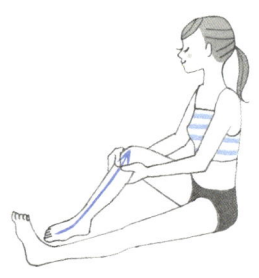

2. 무릎 뒤 주무르기

무릎 뒤에 양쪽 손가락 네 개를 넣고 손끝으로 무릎 뒤의 푹 들어간 부위를 주무른다. 10회가량 원을 그리면서 잘 풀어 준다.

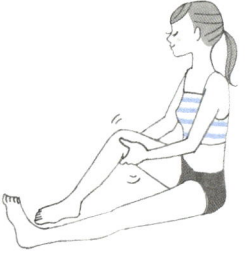

3. 다리 연결부로 쓸어 올린 뒤 꾹 누르기

양손으로 무릎을 감싸고 몸통과 연결된 부위를 향해서 천천히 쓸어 올리다가 양손 끝으로 연결 부위를 세게 눌러 동작을 마무리한다. 이 동작을 5회 반복한다.

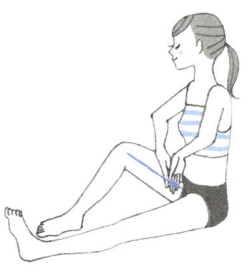

4. 허벅지 뒤쪽 올리기

무릎으로 선다. 무릎 뒤에서부터 엉덩이 쪽으로 허벅지 뒤쪽을 쓸어 올린다. 이 동작을 5회 반복한다. 다시 '1'로 돌아가서 반대쪽 다리도 '1→4'를 동일하게 한다.

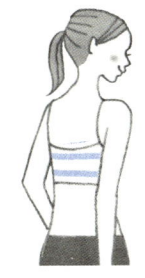

5. 뱃살 잡아서 떼어 내기

허리 주변의 신경 쓰이는 축 처진 살을 양손으로 잡아서 팍하고 떼어 낸다. 이 동작을 10회 반복한다.

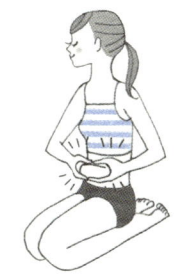

6. 팔 전체를 쓸어 올린 뒤 꾹 누르기

한쪽 손으로 다른 쪽 손목을 감싸고 손목에서부터 팔꿈치까지, 팔꿈치에서부터 겨드랑이까지 천천히 쓸어 올린다. 그런 다음 엄지손가락으로 팔과 몸통의 연결 부위를 세게 누른다. 이 동작을 5회 반복하고 반대쪽도 동일하게 한다.

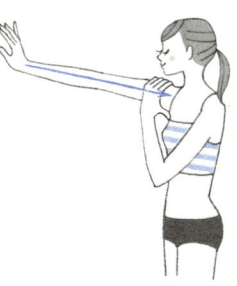

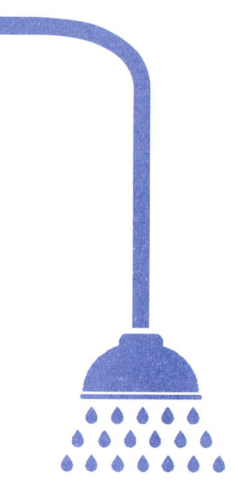

몸이
따뜻할 때 하는
간단 요가

삼각형 포즈로 상반신을 탄력 있게!

상반신을 비틀어서 몸통을 풀어 주는 '삼각형 포즈'는 특히 허리 주변의 살들을 정리하는 데 효과적이다. 내장이 자극돼서 전신의 혈액 순환도 좋아지고 냉증도 개선된다. 등과 목을 교정해 주어 어깨 결림이 심한 사람에게도 좋다. 동작을 할 때는 호흡을 멈추지 않도록 하고 몸이 기분 좋게 쭉 펴지는 것을 의식하면서 한다.

1. 다리 벌리고 왼팔 들어 올리기

양다리를 앞뒤로 크게 벌리고 서서 오른발은 앞을 향하게 하고 왼발은 왼쪽을 향하게 한다. 오른손은 허리에 대고, 왼손은 쭉 펴서 위로 뻗는다. 호흡은 자연스럽게 유지한다.

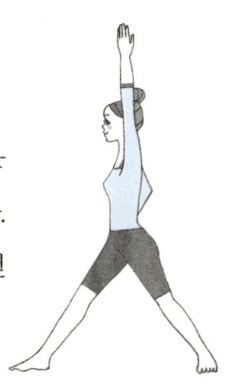

2. 상반신 숙여서 발목 잡기

오른손을 허리에 댄 상태로 숨을 내쉬면서 상반신을 숙인다. 왼손으로 오른발의 발목을 잡는다.

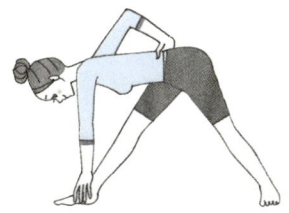

3. 상반신을 비튼 뒤 왼손을 위로 쭉 펴기

상반신을 오른쪽으로 비튼 상태에서 오른손은 천장을 향해 쭉 편다. 자연스럽게 호흡하면서 30초간 자세를 유지한다. '1'로 돌아가 다리를 바꿔서 동일하게 한다.

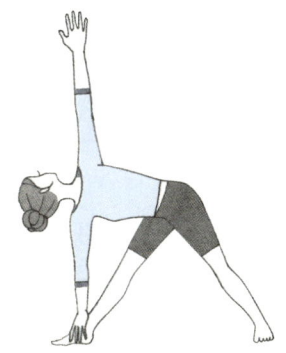

영웅 포즈로 힙 업!

'영웅 포즈'는 허벅지를 자극해 탄력적이고 볼륨 있는 엉덩이를 만들어 준다. 양다리에 의식을 두고 허벅지 뒤쪽에서부터 엉덩이로 이어지는 근육이 확실하게 자극되는지를 느낀다. 하반신을 고정하고 가슴을 앞으로 내미는 동작은 가라앉은 기분을 밝게 해 준다.

1. 다리 벌리고 서서 팔 들어 올리기

양다리를 좌우로 크게 벌리고 서서 왼발은 앞을 향하게 하고, 오른발은 오른쪽을 향하게 한다. 양팔을 바닥과 수평이 되도록 들어 올린 다음, 손바닥은 바닥을 향하게 한다. 시선은 오른손 끝을 향한다.

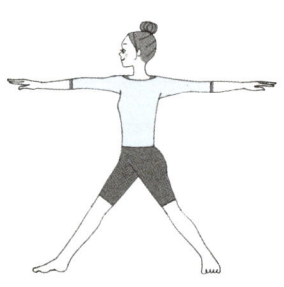

2. 무릎 구부려서 자세 낮추기

숨을 내쉬면서 오른쪽 무릎을 구부려 오른쪽 허벅지가 바닥과 수평이 되도록 자세를 낮춘다. 그 상태에서 등은 쭉 편다.

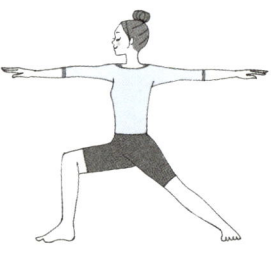

3. 머리 위에서 양손 마주 대기

숨을 들이쉬면서 양팔을 들어 올려 머리 위로

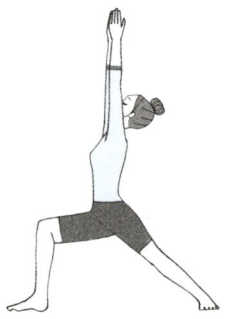

손바닥을 마주 댄다. 시선은 손끝을 바라본다. 등은 쭉 펴고, 가슴은 앞으로 내민다. 엉덩이에 힘을 주어 안정감 있게 하반신을 고정한다. 자연스럽게 호흡하면서 30초간 자세를 유지한다. '1'로 돌아가 다리를 바꿔서 동일하게 한다.

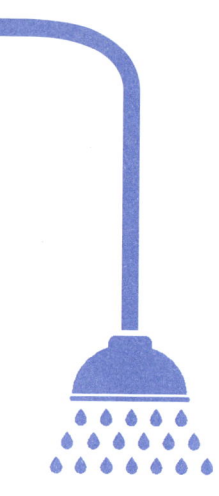

목욕탕

청소로

운동하기

목욕 후 청소로 지방 연소하기

목욕을 하면 몸이 따뜻해져서 대사가 활발해진다. 이 상태에서 몸을 움직이면 지방이 더 잘 연소된다. 피곤할 때나 쉬고 싶을 때는 편하게 쉬면 되지만, 에너지가 남아 있을 때는 목욕 후의 짬을 이용해서 후다닥 목욕탕 청소를 해 보자. 대사량을 높일 수 있을 뿐만 아니라 목욕탕까지 깨끗해지니 일석이조의 효과이다.

특히 곰팡이의 원인이 되는 때는 목욕 직후에 제거가 가장 잘 되니 욕실용 솔과 스펀지로 문질러서 제거하자.

냉·온 샤워로 곰팡이 예방

목욕하고 청소할 여유가 없을 때는 욕실을 나가기 전에 샤워기로 60도 이상의 뜨거운 물을 목욕탕 벽과 욕조에 뿌리자. 이것만으로도 곰팡이를 예방할 수 있다. 뜨거운 물을 뿌리면 오염물이 쉽게 제거될 뿐만 아니라 막 피기 시작한 곰팡이도 약해진다.

그런 다음에 냉수를 뿌리면 고온 샤워로 발생한 습기가 줄어서 곰팡이가 좋아하는 습도도 내려간다.

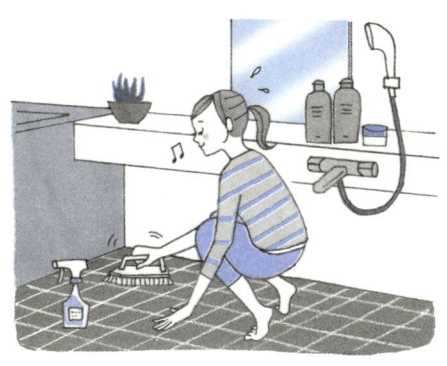

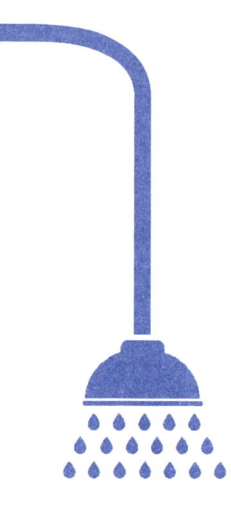

목욕 후의
체온
유지

최대한 빨리 옷 입기

대사량이 높은 상태를 계속 유지하려면 목욕으로 따뜻해진 몸을 식히지 않는 것이 중요하다. 그래서 목욕 후의 복장에도 신경을 써야 한다. 덥다고 민소매나 얇은 옷을 입으면 목욕 중에 흘렸던 땀이 증발하면서 체열을 순식간에 빼앗아 가 목욕하기 전보다도 몸이 차가워진다.

목욕 후에는 최대한 빨리 옷을 입어야 한다. 몸은 심장에서 먼 곳부터 차가워진다. 속옷을 입었으면, 먼저 양말을 신고 하반신에서부터 상반신의 순서로 옷을 입는다. 머리도 체온이 쉽게 발산되는 부위이므로 젖은 머리카락은 드라이기로 빨리 말린다. 특히 겨울에는 몸이 급격하게 식지 않도록 찜질을 해도 좋다.

양말 겹쳐서 신기

목욕을 끝내자마자 양말을 신는 습관을 들이면 냉증을 예방할 수 있다. 발가락 양말을 신으면 발가락 전체의 혈액 순환이 좋아진다. 면이나 비단 소재의 양말은 땀을 잘 흡수하기 때문에 쾌적하다. 여러 장을 겹쳐서 신으면 양말과 양말 사이에 공기층이 생겨서 냉증 예방에 더욱 효과적이다.

찜질로 몸을 따뜻하게

찜질팩은 따뜻함이 오래 유지될 뿐만 아니라 실내 어디든지 가지고 다닐 수 있어서 편리하다. 특히 겨울에는 목욕 후 체온이 떨어지기 쉬워 무릎 위에 놓고 배와 다리를 따뜻하게 해 주면 좋다. 찜질팩의 온도는 주머니에 넣거나 수건으로 감싸서 뜨거운 정도를 조절할 수 있다.

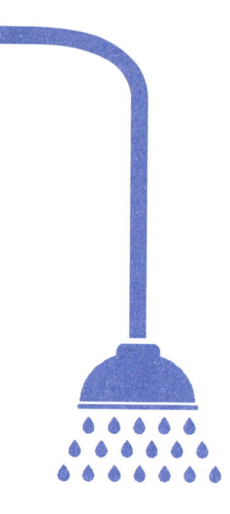

목욕 후의
식사

식사량 조절이 쉬워진다

다이어트를 위해 식사량을 줄이고 싶은 사람은 식사 전에 42도 이상의 뜨거운 물로 목욕하는 것이 좋다. 고온 탕에 들어가면 위장 활동이 저하돼 식욕이 줄어 식사량도 자연히 감소한다.

이런 목욕 효과를 보려면 식사 시 '배가 부르지 않을 만큼'만 먹도록 주의를 기울여야 한다. 빨리 먹는 습관을 멀리하고, 의식적으로 천천히 씹으면 이전보다 훨씬 적은 양의 식사로도 쉽게 포만감을 느낄 수 있다. 가족과 함께 식사할 때나 큰 접시에 담긴 음식이 먹고 싶을 때는 미리 덜어 놓고 먹는 습관을 들이자. 그러면 자신이 얼마나 먹었는지 알 수 있어 과식을 방지할 수 있다.

건강한 집 밥으로 날씬해지기

식사할 때 국이나 찌개 종류를 먹는 것도 포만감을 늘리는 요령 중 하나이다. 다이어트를 할 때는 소량으로 고칼로리를 내는 지질은 되도록 적게 섭취하는 것이 좋다. 그렇기 때문에 다이어트 중에는 외식보다는 집 밥을 자주 먹는 것이 좋다. 국이나 찌개 한 가지에 채소 반찬 세 가지를 먹는 '소박한 식사'를 천천히 음미하면서 먹자.

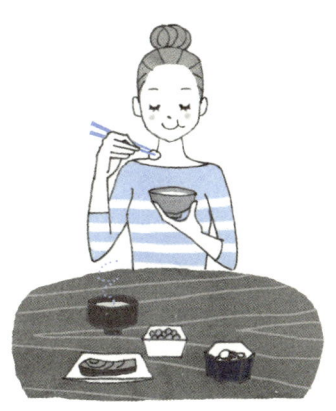

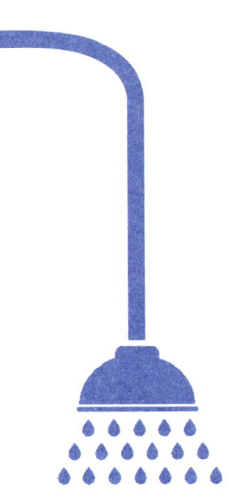

쾌적한 수면으로
체지방
태우기

숙면으로 날씬한 체질 만들기

밤 10시부터 새벽 2시까지를 '피부를 위한 골든 타임'이라고 부른다. 이 시간대의 숙면은 피부뿐만 아니라 다이어트를 위해서도 반드시 필요하다. 이때는 하루 중에서 성장 호르몬의 분비량이 최고로 증가하는 시간대이다. 성장 호르몬은 뼈와 근육을 성장시키는 작용뿐 아니라 신진 대사를 활성화해서 피부를 회복시키며 체지방을 줄여 준다.

또한 수면 중에는 수분 대사도 활발해진다. 숙면을 취하면 부기도 해소된다. 그러니 다이어트 중이라면 밤샘 작업은 멀리하고 늦어도 12시에는 잠자리에 들도록 하자.

숙면을 부르는 미지근한 물

숙면하려면 쉽게 잠들 수 있어야 한다. 잠이 잘 오지 않을 때도 목욕을 이용해 보자. '요즘 쉽게 잠들지 못한다', '밤에 자꾸만 눈이 떠진다' 등의 증상이 있을 때는 자기 전에 약 38도의 미지근한 물에 몸을 담그고 몸을 이완시켜 보자. 잠이 스르륵 쏟아져서 깊은 숙면을 취할 수 있을 것이다.

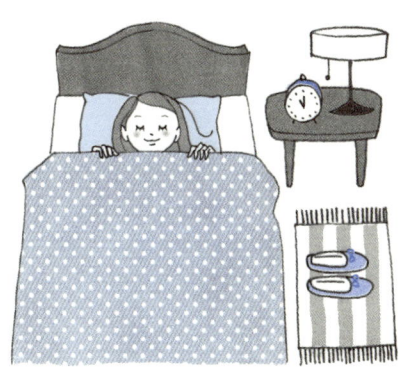

맺음말

《목욕 다이어트》를 통해 '목욕으로 다이어트 하는 방법이 이렇게나 많구나!' 하고 느낀 사람이 많을 것이다. 다이어트는 선택지가 많아야 오래 지속할 수 있다. 생활 습관과 그때그때의 컨디션 및 기분에 따라서 자신에게 맞는 방법을 찾아보자. 선택을 돕는 정보원으로써 이 책이 도움이 된다면 더 바랄 것이 없겠다.

끝으로 다이어트가 목적이더라도 목욕 본래의 '편안한 기분'을 충분히 느끼는 것은 잊지 말자. 목욕으로 하루의 피로를 푸는 김에 책에 소개된 편안하게 날씬해지는 방법도 시도해 보길 바란다.

스키리키레이 연구회

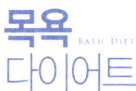

초판 1쇄 인쇄 2016년 1월 29일
초판 1쇄 발행 2016년 2월 5일

지은이 스키리키레이 연구회
옮긴이 김진희

펴낸이 박세현
펴낸곳 팬덤북스

기획위원 김정대·김종선·김옥림
편집 김종훈·이선희
디자인 강진영
영업 전창열

주소 (우)03966 서울시 마포구 성산로 144 교홍빌딩 305호
전화 070-8821-4312 | **팩스** 02-6008-4318
이메일 fandombooks@naver.com
블로그 http://blog.naver.com/fandombooks

등록번호 제25100-2010-154호

ISBN 979-11-86404-39-3 13510